ナースのためのスキルアップノート

I want to improve my skills

看護の現場ですぐに役立つ
ICU看護のキホン

患者さんのための的確な対応法をマスター！

株式会社レアネットドライブ
ナースハッピーライフ編集グループ 著

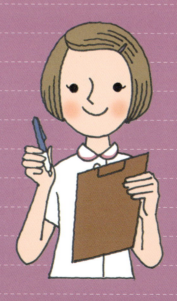

秀和システム

はじめに

　みなさんは、「ICU」と聞くと、どのようなイメージが浮かびますか？　「いつも忙しそうなところ」、「覚えることがたくさんあって大変そう」など、マイナスイメージを持つ人もいるかもしれません。
　たしかに、ICUに入院している患者さんは、命の危険がある人が多いですし、外からみると、とても難しいことをしているようにみえるかもしれません。

　でも、他の勤務場所ではどうでしょう？　ICU以外の職場でも、学ぶことや覚えることはたくさんあります。新人ナースであれば、どこの職場に配属されても、きっと大変ですよね。学生のころの勉強とは違い、目の前には患者さんやご家族がいるわけですから、心臓がバクバクしながら、毎日の仕事に追われているのではないでしょうか。

　また、かつての新人ナースがICUへ配属されたときも同様です。いままでの自分の経験が役に立つこともありますが、自分が経験してこなかったことは、新人ナースと変わりません。それにも関わらず、「これまでの経験があるし…いまさらこんなこと聞いて怒られないかな？」と、なかなか先輩ナースには聞きにくいというのが、現状ではないでしょうか。

　本書は、ICUナースに求められる基礎知識を学べるよう、ポイントを絞って簡潔に解説しています。誰だって、初めて配属される職場では新人です。知りたいけど先輩に聞けないことは、たくさんあると思います。そんな「いまさら聞けない」看護の知識を、本書から少しでも学んでいただければ幸いです。

2016年1月　「ナースハッピーライフ」編集グループ

看護の現場ですぐに役立つ
ICU看護のキホン

contents

はじめに ……………………………………… 2
本書の特長 …………………………………… 9
本書の使い方 ………………………………… 11
この本の登場人物 …………………………… 12

chapter 1 ICUナースの超基本をマスターする

ICUにはこんな患者が入院する①
　病状の急変により、集中的な治療を必要とする患者 ……………… 14
ICUにはこんな患者が入院する②
　侵襲の大きな手術の直後であり集中的な治療を必要とする患者 ……… 15
ICUにはこんな患者が入院する③　"感染しやすい"状態にある患者 ……… 17
侵襲と生体反応①　呼吸器はココを見てこう考える！ ……………… 19
侵襲と生体反応②　循環器はココを見てこう考える！ ……………… 20
侵襲と生体反応③　代謝・電解質はココを見てこう考える！ ……… 21
侵襲と生体反応④　体温はココを見てこう考える！ ………………… 22
侵襲と生体反応⑤　感染はココを見てこう考える！ ………………… 24
侵襲と生体反応⑥　患者さん・家族へのフォローも大事！ ………… 26
　ちょっと休憩　アセスメントって、いったい何者？ ……………… 27

chapter 2 呼吸器系をマスターする

"呼吸機能"の管理はICUナースの重要なオシゴト ………………… 30
　ちょっと休憩　どれくらいの酸素を消費する？ ………………… 31
"呼吸機能の障害"ってどういうこと？ ……………………………… 32

"呼吸機能が障害される"のはなぜ？ ………………………………………… 33
足りない酸素を補う＝酸素療法 ……………………………………………… 35
ICUでの挿管・抜管 …………………………………………………………… 36
人工呼吸器をちょっとだけ理解 ……………………………………………… 37
パルスオキシメーターは優れもの …………………………………………… 39
"動脈血液ガス分析"って何を調べるもの？ ………………………………… 41
"呼吸機能"の管理がデキるICUナースを目指そう ………………………… 42
呼吸機能の状態を予測する …………………………………………………… 44
酸素療法を受ける患者さんは、ココにも注意！ …………………………… 46
"血ガス取るよ！"と言われたら ……………………………………………… 47
"痰"が取れれば呼吸が楽になる ……………………………………………… 49
吸引マスターへの道 …………………………………………………………… 50

chapter 3 循環器系をマスターする

"循環機能"の管理は、ICUナースの重要なオシゴト ……………………… 54
"循環機能の障害"ってどういうこと？ ……………………………………… 55
心臓の働きを映し出す　心電図モニター …………………………………… 56
動脈の状態を映し出す　動脈圧モニター …………………………………… 58
心臓の中の様子を教えてくれる　スワン・ガンツカテーテル …………… 59
心臓の動きを助ける　大動脈内バルーンパンピング（IABP）…………… 60
心臓と肺の動きを助ける　経皮的心肺補助法（PCPS）…………………… 61
循環機能は、まずコレを観察 ………………………………………………… 63
循環機能の状態を予測する …………………………………………………… 64
肺動脈カテ使用中の患者さんはまずココを見る …………………………… 65
肺動脈カテ使用中の患者さんの状態を予測する …………………………… 67
IABPを行う患者さん、どこを見て何を考える？ …………………………… 69

PCPSを行う患者さん、どこを見て何を考える？ ………………………………… 71
  ちょっと休憩 心筋梗塞とストレス ……………………………………………… 72
DCを行う患者さん、どこを見て何を考える？ …………………………………… 73

chapter 4 代謝管理をマスターする

"代謝や電解質"の管理だってICUナースの重要なオシゴト ……………………… 76
"代謝・電解質機能の異常"ってどういうこと？ …………………………………… 78
"栄養管理"はどうして必要なの？ …………………………………………………… 80
必要なエネルギー量はこうして計算する …………………………………………… 81
疾患別 栄養管理のポイントをマスターする ……………………………………… 83
生化学系検査データからわかること ………………………………………………… 84
免疫系検査データからわかること …………………………………………………… 85
代謝機能はまずコレを観察 …………………………………………………………… 86
代謝の状態を予測する ………………………………………………………………… 87
電解質別 データから予測できること Na^+ ……………………………………… 88
電解質別 データから予測できること Cl^- ……………………………………… 90
電解質別 データから予測できること HCO_3^- ………………………………… 91
電解質別 データから予測できること K^{2+} …………………………………… 93
電解質別 データから予測できること Mg^{2+} ………………………………… 94
電解質データは、"バランス"が大事 ………………………………………………… 95

chapter 5 体温管理をマスターする

ICUナースの極意！体温を的確に測り、適切な対処をする ……………………… 98
"体温調節機能の障害"ってどういうこと？ ………………………………………… 99

体温はどこで測るべき？ ………………………………………………………… 100
体温はこうして測る①　腋窩温・鼓膜温の場合 ……………………………… 101
体温はこうして測る②　血液温の場合 ………………………………………… 102
体温はこうして測る③　直腸温・食道温の場合 ……………………………… 103
体温はこうして測る④　膀胱温の場合 ………………………………………… 104
体温調節機能の状態を予測する ………………………………………………… 105
薬を使って体温を下げる ………………………………………………………… 107
クーリングで体温を下げる ……………………………………………………… 108
感染による熱は下がらない？ …………………………………………………… 109
術後患者さんの体温管理は、ココを見てこう考える ………………………… 110
　　ちょっと休憩　手術中の体温変化を見てみよう ………………………… 111

chapter 6 感染管理をマスターする

"感染"は、どうして起こるのか ………………………………………………… 114
感染すると、カラダはどうなる？ ……………………………………………… 115
よく耳にする"感染兆候"って？ ………………………………………………… 116
ICUでの感染リスク　家族が持ち込むケースとは …………………………… 117
感染したかも？　まずはココをチェック ……………………………………… 118
感染の状態を予測する …………………………………………………………… 119
ICUでの感染はこうして防ぐ …………………………………………………… 120
感染したら、何をすれば良いの？ ……………………………………………… 122
薬剤による治療とは？ …………………………………………………………… 123
感染時に必要な処置やケアとは？ ……………………………………………… 124

chapter 7 IN／OUT管理をマスターする

人のカラダの正常な反応、IN／OUTを理解しよう！ …………………… 128
尿量が変化するタイミングとは？ ……………………………………… 130
尿量が極端に少なくなるのはこんなとき ……………………………… 131
ホントは怖い急性腎不全 ………………………………………………… 132
超緊急！ ICUで行う血液浄化療法 …………………………………… 134
超緊急！ ICUで血液浄化療法を行う患者さんはまずコレを見る …… 136
超緊急！ ICUで血液浄化療法を行う患者さんはどんな状態？ ……… 137
　　ちょっと休憩　ダイアライザーのしくみ ……………………………… 138

chapter 8 挿管と緊急薬剤

ICUでの挿管！ あわてずさわがず、確実に！ ICUで挿管するのはこんなとき … 140
超緊急！ 気管挿管が必要になったら、何を準備する？ ……………… 142
超緊急！ "挿管するよ"と言われたら …………………………………… 144
気管チューブはこうして固定する ……………………………………… 146
挿管している患者さんは、まずココを見る …………………………… 147
挿管している患者さんの口腔ケアって？ ……………………………… 148
挿管している患者さんの状態を予測する ……………………………… 149
ICUでよく使用される、緊急薬剤を覚えておこう！ ………………… 150
蘇生に必要な薬剤① アドレナリン …………………………………… 151
蘇生に必要な薬剤② ピトレシン ……………………………………… 152
蘇生に必要な薬剤③ アンカロン ……………………………………… 153
鎮静に必要な薬剤 ………………………………………………………… 155
挿管に必要な薬剤① リドカイン ……………………………………… 156

挿管に必要な薬剤②　フェンタニル	157
挿管に必要な薬剤③　エスラックス	158
挿管に必要な薬剤④　スキサメトニウム	159
ICUで使用されることが多い輸液製剤は？	160

chapter 9　患者・家族への対応

患者さんの苦痛について考えよう　"寝たきり"の状態が生体に及ぼす影響	162
ICUに入院すると、せん妄状態になるの？	163
ICUでの疼痛管理とは？	165
"痛み"のメカニズム	167
"痛み"はこうして和らげる①　痛みのレベルを知るスケール	168
"痛み"はこうして和らげる②　鎮痛薬を使う	169
"痛み"はこうして和らげる③　硬膜外麻酔を使う	171
"痛み"はこうして和らげる④　その他の鎮痛方法	173
家族の反応①　もしも家族がICUに入院したら	174
家族の反応②　転帰別　家族の反応	176
患者のニーズ、家族のニーズ	177
家族への精神的ケアとは？	179
ちょっと休憩　ご家族との関わり方を考える	180
家族への社会的ケアとは？	181
家族への対応　ここに注意しよう	183

| 参考文献 | 185 |
| 索引 | 186 |

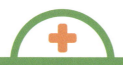

本書の特長

　集中治療（ICU）看護は生命が危機状態にある人の反応に対処する看護です。なんだか堅苦しくて難しいイメージがあると思います。そこで、本書では、パッと見て、ザックリわかる！というのをコンセプトに説明してみました。

役立つポイント1　見出しを見ただけでイメージが掴める

　ICU看護について調べようと思っても、覚えなければならない知識が多すぎて、「…っで、結局何をすればいいの？」と思ったことはありませんか？

とにかく、知りたいことがすぐにイメージできるよう見出しを工夫しました。

　「ザックリすぎるけど、逆に大丈夫？」と思うかもしれませんが、心配はいりません。必要な情報はポイントを絞って記載してあります。現場で必要なことはすべて本書に出てきますので安心してください。

まずは、代謝・電解質管理をおさらい

　代謝機能とは、ごく簡単にいえば「身体の中に取り込んだ水や栄養素が、様々な臓器での生化学反応により、生命を維持するための物質につくり変えられる」ことです。食物のカロリーから、身体を動かすために必要な、エネルギーを生み出すことも「代謝」といわれます。

代謝が異常になると、どんな影響があるの？

　わかりやすい例でいえば、肝臓は生体内で起こる代謝の中心的な存在ですが、肝臓の機能が低下すると栄養素（エネルギー）を取り込んでも、うまく代謝されなくなり、タンパク質代謝異常、糖代謝異常、脂質代謝異常、などを起こします。

役立つポイント2　実践ですぐに役立つ

　看護師の立場から、ついついやってしまう良くない行為や、誤りがちな行為は、こうすれば良いというように、実際の現場ですぐに使えるポイントがパッと見てわかるようにしてあります。

役立つポイント3　ベテランナースのアドバイス

　補足説明や痒いところに手が届く、ちょっとしたアドバイスを随所に入れてありますので、併わせて読んでいただくことでより理解が深まるようになっています。

役立つポイント4　根拠がわかる

　たんに「こうしなさい」というのではなく、なんでその行為が必要なの？　という理由や根拠も説明してあります。だから、無駄なく的確な対応ができるようになります。

役立つポイント5　日常業務で遭遇することの多い例を紹介

　臨床の場面で遭遇する様々な場面を想定した実施方法が記載してあります。日常業務で遭遇することの多い例を記載してあるので、すぐに現場で役立ちます。また、患者やその家族への対応も具体的に理解することができます。

　以上、看護師になりたての方だけでなく、ベテラン看護師まで幅広く参考にしていただければ幸いです。

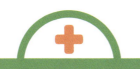

本書の使い方

　本書は第1章から第9章までで構成されています。

　ICU看護の基本的な内容のマスターから、呼吸器系、循環器系、代謝管理、体温管理、感染管理、IN／OUT管理、挿管、緊急薬剤、患者やその家族への対応まで、ICU看護に必要な項目を網羅しています。

　基本から学びたい人は最初から、ある項目だけ知りたい方は途中から、というように読む人に合わせてどこから読んでも知りたい情報が得られます。それぞれの項目でポイントを絞って解説してありますので、好きなところから読んでもらって構いません。

　ICU看護は異常の早期発見と迅速かつ的確な対応が求められます。本書では、様々なICU看護業務の中で、どんな項目に着目すればよいのかというのが一目でわかります。

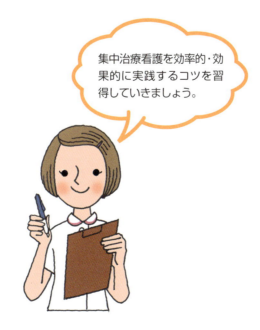

集中治療看護を効率的・効果的に実践するコツを習得していきましょう。

この本の登場人物

本書の内容をより的確に理解していただくために医師、
ベテランナース、先輩ナースからのアドバイスやポイントの説明を掲載しております。
また、新人ナースや患者さんも登場します。

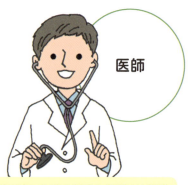

病院の勤務歴8年。的確な判断と処置には評判があります。

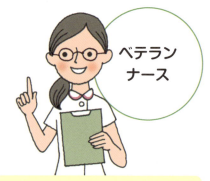

看護師歴12年。優しさの中にも厳しい指導を信念としています。

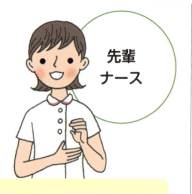

看護師歴5年。新人ナースの指導役でもあります。

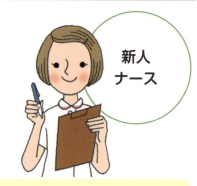

看護師歴1年。看護記録について、「Nurse Note」をまとめながら、勉強しています。

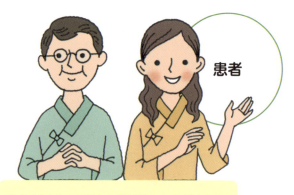

患者さんからの気持ちなどを語っていただきます。

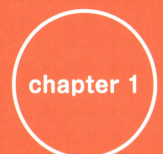

chapter 1

ICUナースの超基本を
マスターする

まずは、ICUでの治療が必要な患者像を知ろう！

ICUにはこんな患者が入院する①
病状の急変により、集中的な治療を必要とする患者

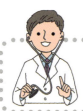

ICUは英語で「intensive(集中的) care(治療) unit(部署)」といい、文字どおり「集中的な治療を必要とする患者さんが入院する病棟」のことです。

 集中的な治療が必要な患者さんとは？

- 呼吸状態や循環状態の管理をしないと、死に至る可能性が高い。
- 意識障害があり、その原因によっては集中的な管理が必要。
- 状態が急に変わることが多く、各種のモニターでの管理が必要。

おおよそは、このような患者さんが入院しています。
このうち、例えば循環器（＝心臓）の管理が必要な場合はCCU＊（冠疾患集中治療室）や、脳の疾患は、SCU＊（脳卒中集中治療室）などが別にあればそちらに入院しますが、なければすべてICUへ入院する、という病院もあります。

多くの場合は、
- ME機器＊の助けがないと生きていられない。
- セルフケアでできることはほとんどない。
- コミュニケーションが取れないことが多い。
- 全身状態の悪化などにより感染を起こしやすい。

という特徴があるようです。

＊**CCU** coronary care unitの略。
＊**SCU** stroke care unitの略。
＊**ME機器** 病院などの医療に使われる電子機器。ME：medical electionの略。

ICUにはこんな患者が入院する②
侵襲の大きな手術の直後であり集中的な治療を必要とする患者

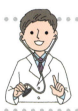
比較的侵襲＊の大きな手術を受けた直後の患者さんは、術後1日から数日間にわたって、24時間の集中的な観察や治療を必要とします。特に、全身に影響がある合併症を持つような場合は、要注意です。

術後に集中的な管理が必要になるのはなぜ？

- 完全に麻酔が抜けるまでは、呼吸・循環・代謝などの状態が安定しない。
- 術前リスク（重度の心疾患や呼吸不全）や、手術リスク（術後出血など）による急変が予測される。
- 特に、主要な臓器に対しての手術では、機能回復まで時間がかかる。

こういった理由から、フルモニタリングでの観察や、急変時の対応が必要になります。早期発見・早期介入（治療）が必要になるわけです。

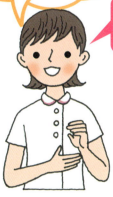

術式や麻酔の方法、術中に使われた薬剤なども知っておく必要があります。

先輩ナースからのアドバイス

＊**侵襲**　病気やケガの他、手術や医療処置のような「生体を傷つける」すべてのこと。

ICUでの集中治療が必要となる例

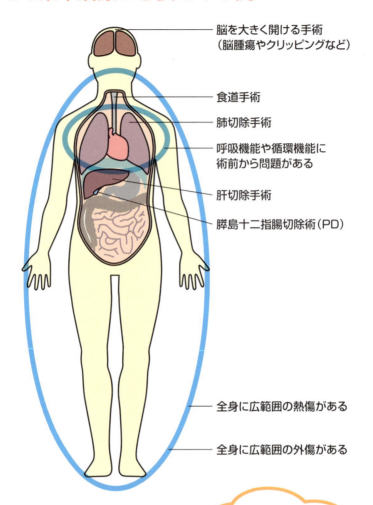

- 脳を大きく開ける手術（脳腫瘍やクリッピングなど）
- 食道手術
- 肺切除手術
- 呼吸機能や循環機能に術前から問題がある
- 肝切除手術
- 膵島十二指腸切除術（PD）
- 全身に広範囲の熱傷がある
- 全身に広範囲の外傷がある

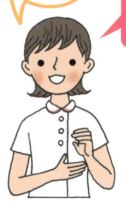

病院によって違うけれど、こういう症例が入院していることが多いかな。

先輩ナースからのアドバイス

ICUにはこんな患者が入院する③
"感染しやすい"状態にある患者

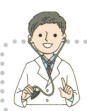

ICUに入院する患者さんの特徴として「非常に感染しやすい状態にある」ことが挙げられます。

ICUの患者さんが、感染しやすい状態になるのはなぜ？

これには、患者さん自身の問題と、ICUという環境の問題があります。

・患者さん自身の問題

- 重症度が高く、複数の臓器障害がある。
- 著しい生理的変化により、免疫能が落ちている。
- 挿管、ドレーンやチューブ類、カテーテル挿入など、感染しやすい経路がたくさんある。

・ICUという環境の問題

- 多職種の医療者との接触が多い（ドクターやナースだけではない）。
- オープンフロアになっていることが多い。
- 使用される医療器材が多く、感染の機会が多い。

特に救急車で運ばれてきたような患者さんは、感染症の情報が出るまで何があるかわかりません。

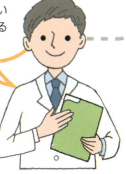

いますぐ隔離が必要な感染症の人が入院することも珍しくないので、十分に注意する必要があります。

院内感染予防のための超基本的なポイント

- 手洗いの必要性を理解し、正しい手洗いを行う。
- 処置やケアを行うときの標準予防策を徹底する。
- 感染症に対して感染経路別の予防策を常に考えて行動する。

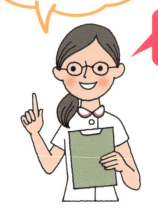

臨機応変さも必要ですが、まずは基本をマスターしましょう

ベテランナースからのアドバイス

ICUとER　どっちもカッコイイ？

　みなさんは、ICUとERの違いを、きちんと説明できますか？
　ERは、emergency roomの略で、そのまま日本語にすると「救急室」となります。ではICUとの違いは何でしょうか。
　ICUは、重症度が高い患者さんが入院します。ERで対象となるのは「重症度、傷病の種類、年齢によらずすべての救急患者さん」です。つまり、ERで必要な処置を受けたら、歩いて帰る人もいるかもしれません。それくらい、患者さんの幅が広いのです。
　ICUやERの看護師は、毎日バタバタしているイメージがありますが、だからこそ救われる患者さんもたくさんいます。この道のプロになることは、どっちもカッコイイですよ！

侵襲と生体反応①
呼吸器はココを見てこう考える！

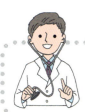

呼吸は、患者さんが生きるうえで最も重要な生体反応の一つです。

正常な呼吸と異常な呼吸とは？

- 自発呼吸か、人工呼吸か。
- 呼吸のリズムと深さは正常か。
- 呼吸機能の状態をあらわすモニターの数値はどうなっているか。

つぎに、その結果を元に、こう考えてみます。

- 自発呼吸の場合
  - 自発呼吸の患者さんの観察ポイントは何か。
- 人工呼吸の場合
  - 挿管しているか、気管切開か、マスク換気か。
  - 機器は正常に動いているか。
  - アラームへの対応が想像できるか。
- 呼吸のリズムと深さに異常がある場合
  - その原因は何か。
- 呼吸機能の状態をあらわすモニターに異常がある場合
  - どのモニターが、どのような異常をあらわしているか。
  - その原因は何か。

　ICUの患者さんは、病状により何らかの侵襲を受けているので、呼吸機能に異常があることが多いです。

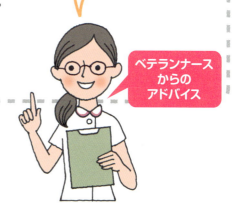

これらのことを想像してみて、「わからない」ところが一つでもあれば、その内容に関連したページを読んでみましょう。

ベテランナースからのアドバイス

侵襲と生体反応②
循環器はココを見てこう考える！

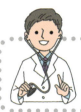

循環機能（心臓の働きと血液の流れ）も、患者さんが生きるうえで最も重要な生体反応の一つです。

生体モニター情報は何を表す？

- 生体モニターには、どれだけの波形と数値が出ているか。
- 循環機能を助けるためのME機器を使用しているか。

つぎに、その結果を元に、こう考えてみます。

生体モニターから得られる情報
- それぞれの波形と数値は、何を表しているか。
- 見慣れない波形が出ていないか。
- 見慣れない数値データはないか。
- アラームへの対応が想像できるか。

ME機器を使用している場合
- 何を使っているか、その目的は何か。
- モニターやコントロール画面に見慣れない波形や数値はないか。
- アラームへの対応が想像できるか。

ICUで使用される生体モニターには、とても多くの波形と数値が並んでいます。

> まずは、それぞれの意味と、正常値／異常値を見極めることを目指しましょう。

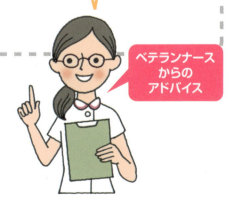

ベテランナースからのアドバイス

侵襲と生体反応③
代謝・電解質はココを見てこう考える!

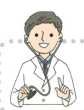

代謝や電解質の状態も、患者さんが生きるうえで重要な生体反応です。常にモニタリングするものではありませんが、全身状態と合わせて考えます。

代謝や電解質の異常からくる身体の変化とは？

- 便秘・下痢などがないか。
- 意識レベルの変化はないか。
- 呼吸状態の変化はないか。
- 心電図に異常はないか。

つぎに、その結果を元に、こう考えてみます。

- 消化器症状が起こる原因が思い当たるか。
- 意識レベルの変化＝脳内の変化があり得るか。
- 呼吸や循環機能が異常を起こす原因が思い当たるか。

「何か変？」と思って血液検査をすると、代謝異常や電解質の異常が見付かることもあります。

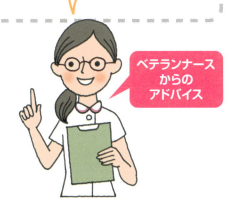

どのデータが異常なら何を疑うのか、75ページ以降で解説します。

ベテランナースからのアドバイス

侵襲と生体反応④
体温はココを見てこう考える！

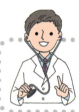

身体の中で何かしらの異常が起きているとき、体温も重要な生体反応の一つです。

体温変化の流れから何がわかる？

- 体温は何度か。
- 悪寒や戦慄がないか。
- 四肢などの冷感・温感はないか。
- 前回までの体温の変化から、異常な熱形がないか。

次に、その結果を元に、こう考えてみます。

- 体温が、上がるところなのか、下がるところなのか。
- 体温の異常を示す状況にあるか。
- 血圧、脈拍数、呼吸数や呼吸パターンの異常があるか。

前回と測定部位や方法が同じでも体温が「明らかに前回と違う」場合は、何らかの異常が起きていると考えましょう。

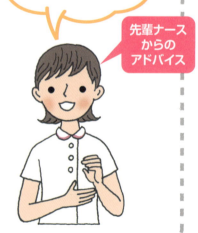

体温が変化するのは、カラダの中で何かの変化が起きているときです。

先輩ナースからのアドバイス

前回と同じ方法で測定しているか？

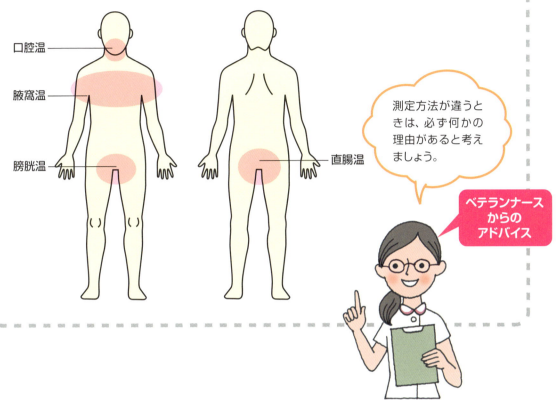

口腔温
腋窩温
膀胱温
直腸温

測定方法が違うときは、必ず何かの理由があると考えましょう。

ベテランナースからのアドバイス

こんなときには、こう測定する

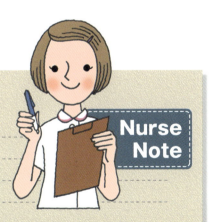

Nurse Note

- 患者さんに麻痺があるとき
  ➡健側で測定する：麻痺側は血液循環が悪いため低めに測定されてしまう。
- 側臥位しかとれないとき
  ➡腋窩なら上側、できれば口腔など：下側の腋窩は、血液循環が上側よりも悪くなっていることが多く、低めに測定されるためです。患者さんの協力が得られるなら、口腔などの方が、より正確に測定できます。

侵襲と生体反応⑤
感染はココを見てこう考える！

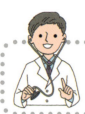
何らかの病原微生物に感染すると、生体はそれなりの反応を示します。

 感染しているかどこでわかるの？

- 熱発しているか。
- 全身のどこかに腫れや発赤＊はないか。
- 痛みの訴えはないか。
- ドレーンなどからの廃液に変化はないか。

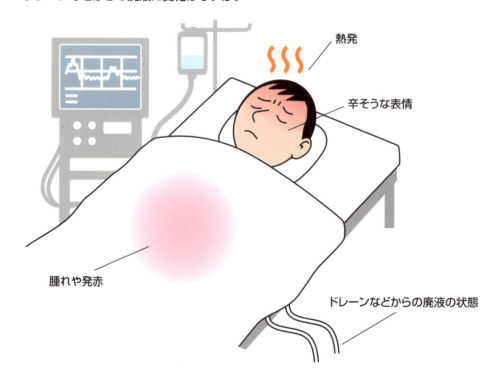

＊**発赤**：皮膚や粘膜が炎症を起こしているときに、充血のために赤く見えること。

これらの反応は、ある程度、患者さんの意識がはっきりしていないと、わからないこともあります。意識がない場合は、冷汗がないか、苦しそうな表情をしていないかなどの観察も有用です。

次に、その結果をもとにこう考えてみます。

- 感染以外に、熱発するような理由があるか。
- 感染以外に、腫れや発赤ができる、痛みを感じる理由があるか。
- 感染以外に、膿や体液のにごり、浮遊物を生じる理由があるか。

場合によっては、現在行っている治療やケアのやり方を変えなくてはならないこともあります。

> 感染の兆候に、より早く気付くことが大切です。

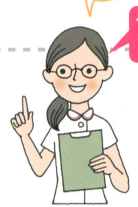

ベテランナースからのアドバイス

感染予防の原則は「感染経路を断つ」こと

"感染"が成立するためには、3つの要素が必要です。感染対策の原則は、これらの連鎖を断つことです。感染源は目に見えませんし、ICUの患者さんは感染しやすい状況にありますので、ICUでは特に「感染経路を断つ」ことが感染予防には必要です。

そのためには、「感染予防策(スタンダード・プリコーション)」も必要ですが、いち早く、その兆候を見つけることも、ナースの大切な仕事になります。

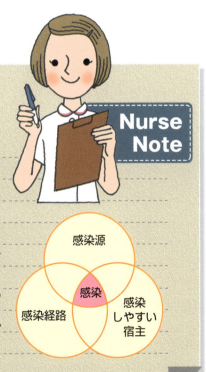

Nurse Note

侵襲と生体反応⑥
患者さん・家族への フォローも大事！

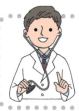

ICUに入院する患者さんは、身体の中で大きな変化が起こりやすい状況です。そのとき、患者さんやそのご家族へは、どのような対応が必要なのでしょうか。

看護師ができるフォローとは

患者さんへのケア
- 意識のレベルに関わらず、何らかの処置やケアのときは、必ず声掛けをする。
- 意識がある場合、治療やケアに対する理解と同意を得る。
- 意識がない場合でも、コミュニケーションは大事にする。

ご家族へのケア
- ご家族の様々な思いを受け止める。
- ご家族の話はよく聞き、疑問点や不信感を払しょくするようフォローする。

ICUに緊急入院した場合、患者さん本人もそうですが、ご家族も様々な変化についていけないことが多々あります。

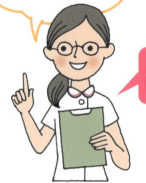

これらをうまくフォローすることも、看護師の役割の一つです。一番、身近にいる存在ですからね。

ベテランナースからのアドバイス

アセスメントって、いったい何者？

看護の世界でのアセスメントは、みなさんが記録上、一番苦手としていることかもしれません。学校の勉強では、きっとこんな感じで習ったでしょう。

> S：患者の訴え、自覚症状など、主観的な情報。
> O：その問題に関する検査結果や、バイタルサイン、観察した結果など、客観的な情報。
> A：SとOを解釈・分析したうえで、判断・評価したこと。
> P：Aに基づく問題解決のための様々な計画。

こう書かれてしまうと、カルテの前で一生懸命、考え込まないといけないような気がしますよね。

でも、本当にそうなのでしょうか。

アセスメントは確かに、P（プラン）の元になる「考え方」ですが、複雑にしているのは、自分自身かもしれません。

まず、アセスメントは主訴や観察結果から、「自分が考えたこと」を書く、というのが基本です。特に混乱をきたしやすいのが、複数の問題を一度に解決しようとしてしまう、というところです。次の「O：観察」には、いくつの問題が隠れていると思いますか？

答えは、3つの間違いがあります。

O
- 「のどがゴロゴロする」という訴えあり。 ← Sにあてはまるので、ここでは×
- 強い咳をしている。
- 呼吸が苦しそうな表情で胸に手をあてている。 ← Aにあてはまるので、ここでは×
- 喀痰が上手くできていないようす。 ← Aにあてはまるので、ここでは×

memo

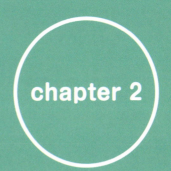

呼吸器系をマスターする

呼吸機能のおさらいから、呼吸機能障害の基礎、看護師のやるべきことまでをマスターしましょう！

"呼吸機能"の管理はICUナースの重要なオシゴト

呼吸は生体にとってとても重要です。まずはその基本をおさえましょう。

まずは、呼吸機能をおさらい

　口や鼻から気道を通ってきた酸素と、肺でガス交換を行うのが外呼吸、血流に乗って全身の細胞でガス交換を行うのが内呼吸です。

　いずれか、あるいは両方の機能が障害されると、呼吸不全となります。

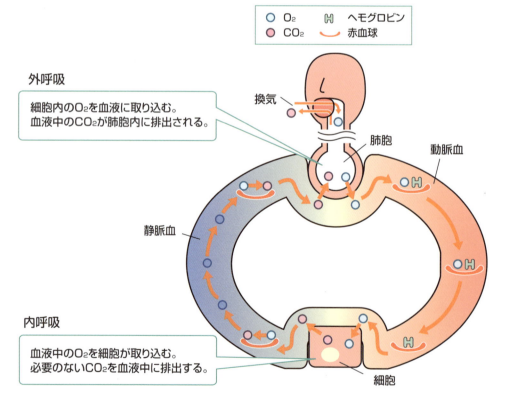

外呼吸
細胞内のO_2を血液に取り込む。
血液中のCO_2が肺胞内に排出される。

内呼吸
血液中のO_2を細胞が取り込む。
必要のないCO_2を血液中に排出する。

『病気がみえる　Vol.4　呼吸器　第2版』(医療情報科学研究所、メディックメディア)を参考に作成

どうやってガス交換をしているの？

- ガスの分圧差によりガス交換が行われる。
  - 肺胞と肺静脈内のO_2の分圧差で、血液はO_2を取り込む。
  - 肺胞と肺動脈内のCO_2の分圧差で、血液はCO_2を肺胞へ放出する。
- 細胞とのガス交換も同様に、動脈血内のO_2を取り込み、CO_2を放出する。
- これにより動脈血は静脈血となり、やがて肺に戻って再びガス交換を行う。

血液中のO_2、CO_2などのガスが、肺胞や細胞の膜を通じて、それぞれの分圧が高い方から低い方へ移動することを**拡散**と呼びます。

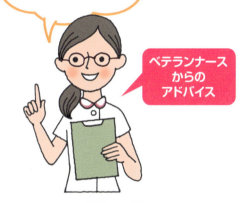

O_2よりもCO_2の方が拡散能力が高いため、わずかな分圧差でも拡散が起こります。

ベテランナースからのアドバイス

ちょっと休憩

どれくらいの酸素を消費する？

吸気の中には、窒素（N_2）、酸素（O_2）、二酸化炭素（CO_2）が含まれています。カラダの中では、O_2を消費して、CO_2を産出します。

このとき、実際に使われるO_2は、吸気の中の1/5くらいです。

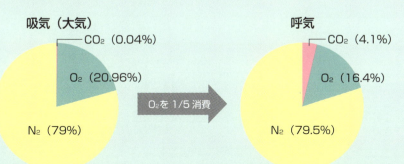

"呼吸機能の障害"ってどういうこと?

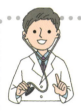
何らかの理由により、呼吸機能がうまく働かなくなり、肺あるいは細胞でのガス交換がうまくできなくなった状態です。結果的に、身体活動に必要なO_2が全身に届かなかったり、全身からのCO_2がうまく回収できず、様々な影響を及ぼします。

どんな状態が"呼吸機能の障害"といわれるの?

呼吸機能は、動脈血ガスのPaO_2と$PaCO_2$の値によって、正常どうかを判断します。

- **正常**
  - PaO_2(動脈血酸素分圧)　　　　　80〜100Torr
  - $PaCO_2$(動脈血二酸化炭素分圧)　　35〜45Torr

  PaO_2が60Torrよりも小さくなるとき、呼吸不全=呼吸機能が障害されている。

- **なおかつ**
  - $PaCO_2$が45Torrよりも小さいとき=Ⅰ型呼吸不全
  - $PaCO_2$が45Torrよりも大きいとき=Ⅱ型呼吸不全 (高二酸化炭素血症という)

呼吸機能不全の患者さんは、こんな症状がみられます。

動脈血内のPaO_2が低い=全身での酸素供給が不足しているため、この状態が長く続くと、様々な臓器で機能不全が起こります。

高度の低酸素血症が続くと、やがて昏睡となり、命が危険な状態となります。

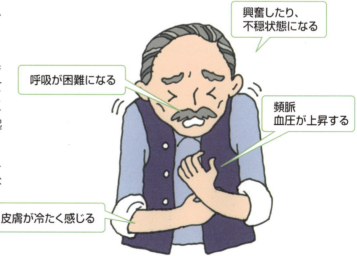

出典:『はじめてのICU看護』(石井はるみ、メディカ出版)を参考に作成

"呼吸機能が障害される"のはなぜ？

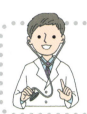

呼吸器が、様々な疾患などにより、必要なガス交換がうまくできなくなり、呼吸機能が障害された状態になります。
全身からのCO_2がうまく回収できず、全身に様々な影響を及ぼします。

 ## 例えば、どんなパターンがあるの？

肺胞でのガス交換障害の例
以下に具体的な疾患例を示します。

拡散障害
肺胞と血管の間に水分などが溜まることで、拡散できない状態。
間質性肺炎、肺線維症など。

肺胞の低換気
血流があるにも関わらず、換気を行わない肺胞ができることで、ガス交換が行われない状態。
喘息や**肺気腫**など。

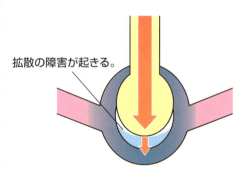

拡散の障害が起きる。

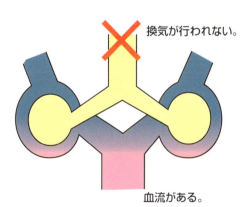

換気が行われない。

血流がある。

出典：『はじめてのICU看護』（石井はるみ、メディカ出版）を参考に作成

シャントの形成

　血流があるにも関わらず、一部の肺胞で換気ができない状態。換気できる肺胞からの血液と混ざってしまい、血液全体でPaO_2が低くなってしまう。

　無気肺、肺水腫など。

換気血流比不均等分布

　肺毛細血管の血流の割合と、肺胞での下記のバランスが悪い状態。

　COPD（慢性閉塞性肺疾患）、**ARDS**（急性呼吸促迫症候群）など。

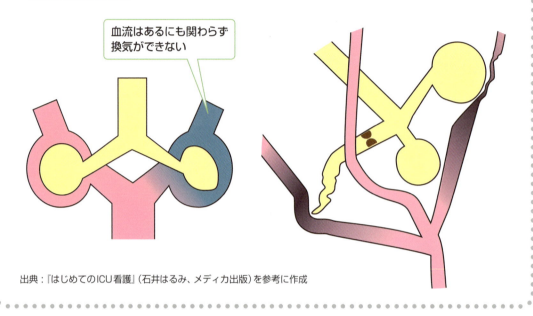

血流はあるにも関わらず換気ができない

出典：『はじめてのICU看護』（石井はるみ、メディカ出版）を参考に作成

---

column

口呼吸はキケンのサイン？

　みなさんは普段、口呼吸ですか？　鼻呼吸ですか？
　鼻呼吸のメリットには、次のようなものがあります。

- 鼻毛は、吸い込んだ空気に含まれる粘膜がほこりや細菌、ウイルスなどを除去する。
- 鼻腔の中で空気を適度に加温・加湿して肺へ送り、酸素を取り込みやすくする。

　つまり鼻は、人のカラダにとって必要な進化をしてきた臓器であり、人は本来、鼻呼吸をするようにできているわけです。でもICUの患者さんって、口呼吸になっていることがありませんか？
　口呼吸の原因にはいろいろありますが、ICU患者さんの場合は、鼻呼吸だけではカラダが必要とする酸素を取り込めなくなっているために、口呼吸となっていることがほとんどです。普段から鼻呼吸の人が口呼吸になったら、それはかなり全身状態が悪くなっているということ。呼吸機能の障害がないか、しっかりアセスメントしてみましょう。

足りない酸素を補う＝酸素療法

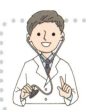
一般的に、室内の空気中の酸素分圧は、およそ21％です。しかし、室内の空気だけでは呼吸機能が維持できない状態であれば、生命を維持するために、より多くの酸素が必要となります。そこで必要なのが酸素療法です。

 ## どんな患者さんが適応になるの？

- PaO_2 ＜ 60Torr あるいは SpO_2 ＜ 90％の低酸素血症のとき。
- 著しい貧血。
- ショック状態のとき（循環不全）。
- 敗血症・熱発・肝不全・痙攣などの組織代謝が亢進しているとき。
- PaO_2 ＜ 40Torr の慢性呼吸不全のとき。

酸素投与を行っても、PaO_2が60〜70Torr、SpO_2が90％未満、チアノーゼが改善されない、増悪傾向にあるときなどは、酸素療法から人工換気への切り替えが必要です。

酸素療法

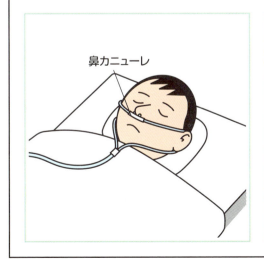
鼻カニューレ

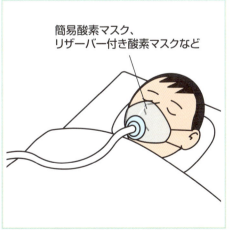
簡易酸素マスク、リザーバー付き酸素マスクなど

ICUでの挿管・抜管

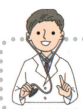

ICUでも気管内チューブの挿管・抜管が行われることがあります。

挿管・抜管の目的とは？

多くの場合、挿管が行われる目的は次のとおりです。

- 気道を確保する。
- 呼吸不全の改善を目的とし、人工呼吸器を装着する。
- 気管内の分泌物を吸引し、気道を確保する。

挿管したら、そのままなの？

ICUでの挿管は、多くの場合、数日間は継続されます。しかし、VAP（人工呼吸器関連肺炎）の要因ともなるため、できるだけ早期に抜管することが望まれます。
抜管できるかどうかのポイントは、

- 呼吸状態と、循環動態が安定している。
- 意識レベルが正常であり、従命動作ができる。
- 深呼吸ができ、咳嗽反射ができる。

などです。特に咳嗽反射は、**抜管の気道のクリアランスの維持**のために、重要です。詳しくはChapter8をみてみましょう。

人工呼吸器をちょっとだけ理解

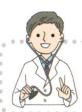

ICUでは、人工呼吸器を比較的よく見かけますので、少しだけ理解しておきましょう。

人工呼吸器って何をみればよいの？

見た目は、メーカーによって色々違いがありますが、大体の構造が理解できれば、みんな同じです。
現在、一般的に使用されている人工呼吸器は、次の3項目を設定します。

- 1分あたりの**呼吸数**
- 1回で送る**空気の量**
- 1回の呼吸で確保したい**空気圧**

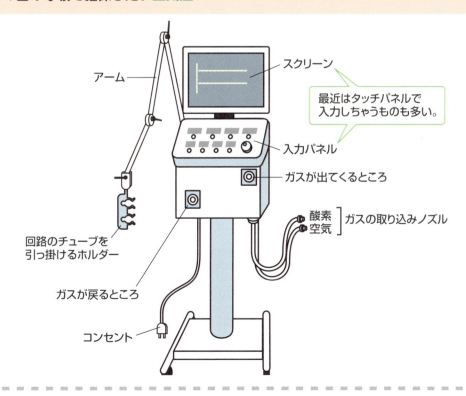

人工呼吸器はどうやって呼吸を助けているの？

人工呼吸器による換気は、陽圧換気とも呼ばれます。その特徴は、次のとおりです。

- 吸気は、気道を密閉して、圧力をかけて空気を送り込む。
- 呼気は、自然に任せて空気を吐き出させる。

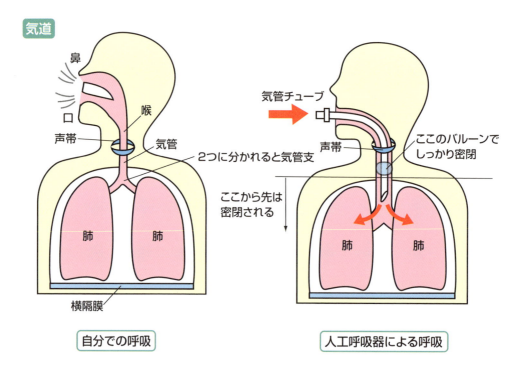

1回の呼吸で確保したい空気圧は、指示以上多く設定するのは、絶対NGです！
　人工呼吸器は、呼気を自然に任せるようにできているので、これが高すぎると、入った空気を出しきれず、肺にどんどん空気が溜まり、やがて肺がパンクしてしまいます。

パルスオキシメーターは優れもの

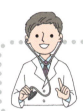

パルスオキシメーターは、指にさっとはめるだけで、静脈血内の酸素飽和度を測ることができる、優れものです。その仕組みを理解しておきましょう。

 ### どうやって、酸素飽和度を測っているの？

パルスオキシメーターは、静脈血中の、**酸素と結合しているヘモグロビンの量**をカウントしています。

- 装着分から発する光に反応する、ヘモグロビンの総量と、O_2と結合したヘモグロビンをカウントする。
- ヘモグロビンが10個カウントしたうち、

　・O_2と結合したのが7個、O_2と結合していないのが3個なら　SpO_2は70％
　・O_2と結合したのが9個、O_2と結合していないのが1個なら　SpO_2は90％

　と計算し、数値化してモニターに表示する。

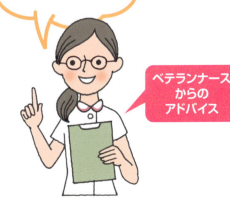

でも、パルスオキシメーターが100％を表示していても、安心しきっていてはいけないのです。

ベテランナースからのアドバイス

パルスオキシメーターにも弱点があります。
リフトに乗って山の頂上＝細胞を目指すという例で考えてみましょう。

O₂カウントのしくみ

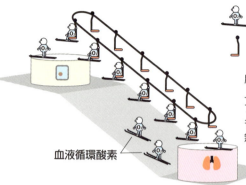

肺から血流にきた酸素（O₂）は、リフトに乗って山の頂上という細胞に向かい、そこで多くが降りる。たまに、リフトに乗らずに山の頂上を目指す酸素（血液循環酸素）もいるが、これは山の頂上＝細胞に到達できないため無視してよい。

パルスオキシメーターの弱点は、**CO（一酸化炭素）を O₂（酸素）と間違えてしまうこと**です。

弱点のしくみ

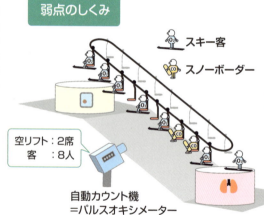

リフトが10席分通って、
乗っている人が8人、空きが2席なら8/10　利用率80%
乗っている人が9人、空きが1席なら9/10　利用率90%
このリフトの利用率は、通過したリフトのうち「何席が埋まっていた」しか見ていない。
スキー客もスノーボーダーもいっしょにカウントするためO₂（スキー客）のみをカウントできない。

全部で10個のヘモグロビンがあって、
・そのうち、O₂と結合したものが6個。
・さらに、COと結合したものが4個。

この2つの違いを区別できない!

この場合、**SpO₂は100％と表示されます**。でも、**実際に全身へ届くO₂は6個分**しかありません。

"動脈血液ガス分析"って何を調べるもの？

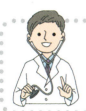
血液中の、酸素（O_2）、二酸化炭素（CO_2）や、pH、HCO_3などを測定することで、体液の状態や、肺、心臓、腎臓などの臓器の状態を調べます。ガス交換の状態や、酸塩基平衡の状態を知ることができます。

 血液ガスの検査結果で何がわかるの？

	項目	正常値	異常	病態	代償性変化
ガス交換の指標	PaO_2	80〜100Torr（年齢によって異なる）	↓	・肺呼吸不全	―
	SaO_2	95%以上			
	$A-aDO_2$	15Torr以下	↑	・換気血流不均等 ・拡散障害 ・シャント	
	$PaCO_2$	40（35〜45）Torr	↑	・肺胞低換気 ・呼吸性アシドーシス	HCO_3^- ↑
			↓	・肺胞過換気 ・呼吸性アルカローシス	HCO_3^- ↓
酸塩基平衡の指標	pH	7.4（7.35〜7.45）	↑	・アルカレミア	―
			↓	・アシデミア	
	HCO_3^-	24（22〜26）mEq/L	↑	・代謝性アルカローシス	$PaCO_2$ ↑
			↓	・代謝性アシドーシス	$PaCO_2$ ↓
	BE	0（-3〜+3）mEq/L	↑	・代謝性アルカローシス	$PaCO_2$ ↑
			↓	・代謝性アシドーシス	$PaCO_2$ ↓

検査データをパッと見て、次のことを考えてみましょう。

・PaO_2、SaO_2が低下しているとき ＝ 呼吸不全が起きている
・$PaCO_2$が変化しているとき ＝ 呼吸機能に異常が起きている
・HCO_3が変化しているとき ＝ 代謝機能に異常が起きている

"呼吸機能"の管理がデキる ICUナースを目指そう

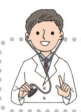
呼吸器の状態を知るために、まずは様々な角度からの「観察」が必要です。

 何を、どうやって「観察」すれば良いの？

バイタルサイン

バイタルサインの観察は、なるべく前回と同じ方法・同じ部位で行います。脈拍と呼吸は、1分間かけて測定しましょう。

- 血圧：収縮期血圧／拡張期血圧。
- 脈拍：数、リズム、脈の触れ方（強さ）、脈の左右差。
  - 脈拍の異常：頻脈（1分間あたり100回以上）、除脈（1分間あたり60回以下）。
- 呼吸：数、リズム、深さ。
  - 呼吸数の異常：頻呼吸（1分間あたり25回以上）、除呼吸（1分間あたり12回未満）。
  - リズムの異常：クスマウル呼吸、チェーンストークス呼吸、ビオー呼吸など。
- 体温：中枢温（鼓膜音、直腸温、膀胱温など）、あるいは外殻温（腋窩温）。
  - 高体温：平熱よりも高いときは「発熱」。
  - 低体温：中枢温が35℃以下の場合。

呼吸音

1か所だけではなく、気管・気管支・左右の肺の音を聴きましょう。

- 呼吸音の違い
  - 正常な音：聴診する部位によって、呼吸音の大きさや高さが変わる。
  - 異常な音：どの部位で異常な音が聴こえるか、連続性か断続性か、高音か低音か、どんな言葉で表せる音か（パチパチ、ヒューヒュー、ブツブツなど）、十分に聴き取る。

意識レベル

意識の評価には、JCS（ジャパン・コーマ・スケール：3-3-9度方式）とGCS（グラスゴー・コーマ・スケール）があるので、なるべく前回と同じ方法で評価します。

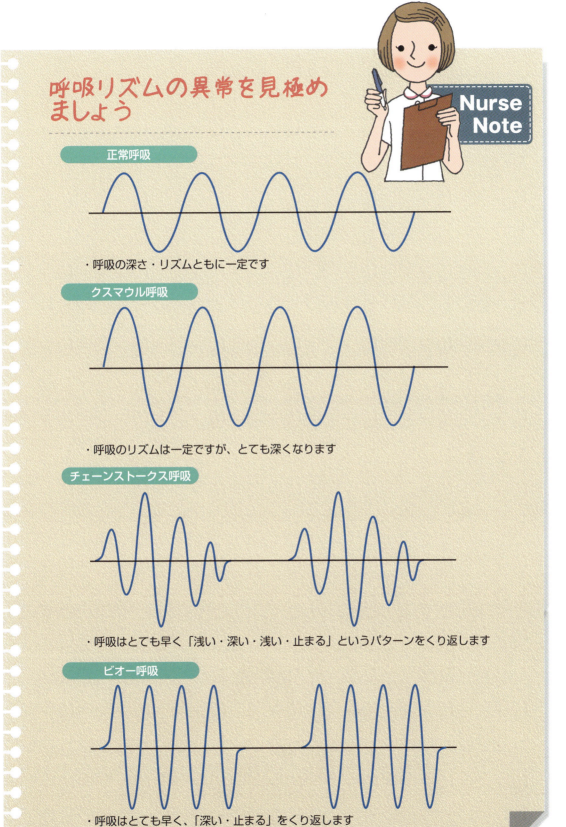

呼吸機能の状態を予測する

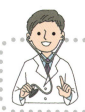

様々な角度で観察した結果から、そのときの患者さんの状態を評価することができます。

それぞれのバイタルサインってどんな関係があるの？

意識レベルの低下

呼吸不全、循環不全、体温や代謝異常、頭蓋内の疾患により、意識レベルは低下します。

呼吸数の増加＋呼吸の深さの異常

呼吸不全、循環不全、代謝性アシドーシスなどの可能性があります。

努力呼吸

呼吸に合わせて、胸鎖乳突筋（きょうさにゅうとうきん）、僧帽筋（そうぼうきん）などが動いていたら、努力呼吸になっています。気道の閉塞や、肺水腫、胸水の貯留が起きている可能性があります。

また、胸郭の動きが悪い、呼吸に合わせてお腹が膨らむようなときも、努力呼吸になっています。

呼吸数増加＋脈拍数増加

呼吸不全、循環不全、発熱が起きている可能性があります。ただし、清拭、吸引、食事や排泄などのケアや、不安、疼痛、不眠などが関係していることもあります。

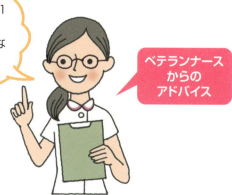

成人の安静時の呼吸は1分間に12～18回です。1分間に25回以上になると、頻呼吸です。

ベテランナースからのアドバイス

呼吸数増加＋脈拍数増加＋血圧低下
ショックを起こしている可能性があります。

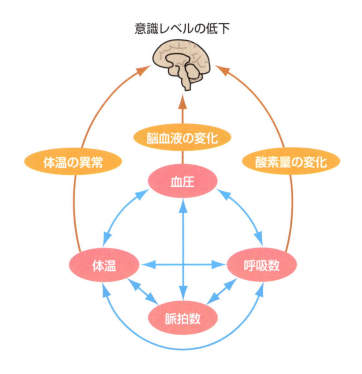

バイタルサインの変化があったとき、前回の測定結果と大きく変わっているときは、必ずドクターに伝えます。伝え方の例を挙げてみましょう。

「○月□日の△時頃と比べて、呼吸数は1分間にXX回、脈拍は1分間にXX回増えています。血圧は上がXXくらい低くなっています。」

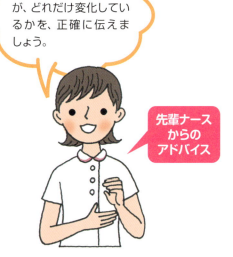

どれくらいの時間で、何が、どれだけ変化しているかを、正確に伝えましょう。

先輩ナースからのアドバイス

酸素療法を受ける患者さんは、ココにも注意！

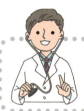

酸素療法を受けている患者さんの場合、意識レベルの確認やバイタルサインの測定、努力呼吸などの状態の他にも、観察することがあります。

 ## 酸素療法中、特に観察しなくてはいけないことは？

酸素療法が、正しく、適切に行われているかを評価する必要があります。

1. 酸素マスクや鼻カニューラが、正しく装着されているか。
2. 医師の指示どおりの流量が設定されているか。
3. チューブ類の閉塞、屈曲はないか。
4. それぞれの接続がきちんとできているか。
5. SpO_2が90％以上を維持できているか。
6. 意識レベル、顔色、呼吸パターンの変化はないか。
7. 口唇、爪などにチアノーゼはないか。

　1から4までは、「酸素療法が正しく行われているか」の目安になります。異常なところがあれば、すみやかに正し、場合によってはリーダーや医師へ報告します。

　5から7までは、「酸素療法が適切に行われているか」の目安になります。異常なところがあれば、医師に報告します。

　酸素療法中は、鼻カニューラ*では3L／分まで、ベンチュリーマスク*では酸素濃度40％までは、加湿の必要はありません。それでも口渇があるときは、その原因を考えましょう。

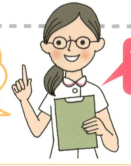

脱水がある場合、加湿では改善しないので咳嗽*を行うほうが、より効果的です。

ベテランナースからのアドバイス

---

*鼻カニューラ　　　鼻から酸素を送り込むための専用のチューブ。
*ベンチュリーマスク　鼻と口から酸素を送り込むためのマスクで、最もポピュラーな酸素マスクの1つ。
*咳嗽　　　　　　　一般的に咳という。肺や気道から空気を強制的に排出させる方法。

"血ガス取るよ！"と言われたら

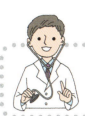

血ガス測定は、呼吸機能に問題があるとき、酸素療法や挿管による人工呼吸療法の評価を行うときなどに行われます。

動脈血採血に必要な物品は？

どこのICUでも必ず同じとは限りませんが、おおよそは次のような物品を準備します。

処理用シーツ	手袋	アルコール綿
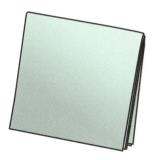	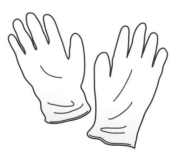	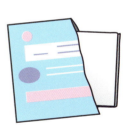
		トイレ清拭用と患者さん用

圧迫シール	血液ガス測定用採血キット	針捨て容器
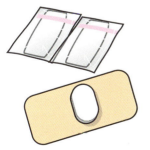	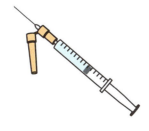	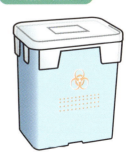

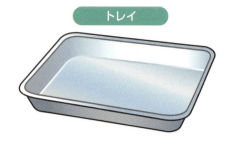

トレイ

準備した物品は、アルコール綿でキレイに清拭したトレイに入れておきましょう。

どこから、どうやって採血するの？

患者さんがAラインを挿入している場合はその側管から採取できますが、Aラインが挿入されていない場合は、次の部位で、適切な体位をとって、採血を行います。

穿刺部位と体位

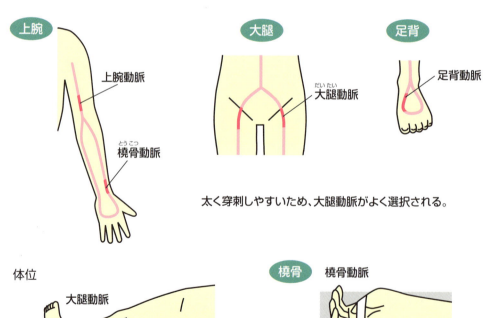

太く穿刺しやすいため、大腿動脈がよく選択される。

体位

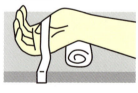

- 患者さんを仰臥位とする。
- 下肢を軽度に外転、外旋位とすると拍動を触れやすい。

橈骨　橈骨動脈

- 手関節の背側に枕を置き、軽度伸展させる。
- 手をテープで固定するとよい。

"痰"が取れれば呼吸が楽になる

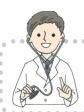
特に人工呼吸療法を行っている患者さんは、自分で痰を出すことができませんので、必要に応じて、気管内吸引を行うことがあります。

吸引の目的と合併症

　気管内に痰が溜まったままになると、気道抵抗の上昇、窒息、無気肺、ガスの交換障害、肺炎などを起こす可能性があります。
　気管内吸引を行うことで、気道クリアランス（気道や気管内の異物を外へ出すこと）を十分に機能させることができます。

気管内吸引の合併症

無気肺
肺胞

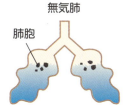
気管支粘膜などの損傷が起きる
気管分岐部

気道感染が起こる

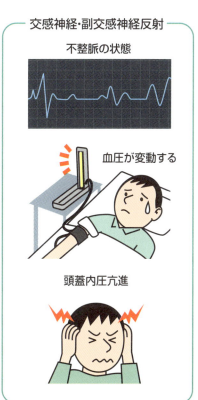
交感神経・副交感神経反射
不整脈の状態
血圧が変動する
頭蓋内圧亢進

気管支攣縮（れんしゅく）が起こる

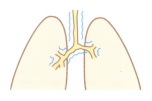

低酸素血症になる

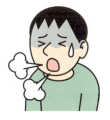

『病気がみえる　Vol.4　呼吸器　第2版』（医療情報科学研究所、メディックメディア）をもとに作成

吸引マスターへの道

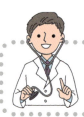

気管内吸引は、看護師が行う看護技術の一つです。

何を準備すれば良いの？

どこのICUでも必ず同じとは限りませんが、おおよそは次のような物品を準備します。

●開放式気管吸引

| 個人防護具 | 吸引セット | 吸引カテーテル |

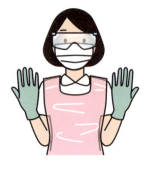 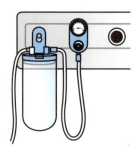 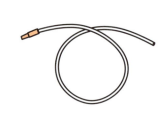

| 滅菌手袋 | 通水用の水 | ポート用シリンジ |

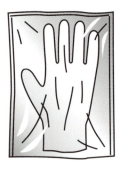 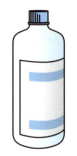 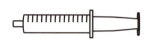

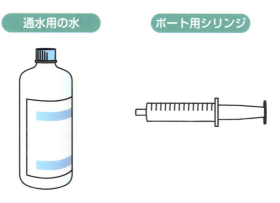

吸引カテーテルを必要以上に挿入すると、粘膜損傷などを起こします。
あらかじめ、どれくらい挿入できるのか、目安を立てておきましょう。

挿管中の患者さんを横から見てみましょう。

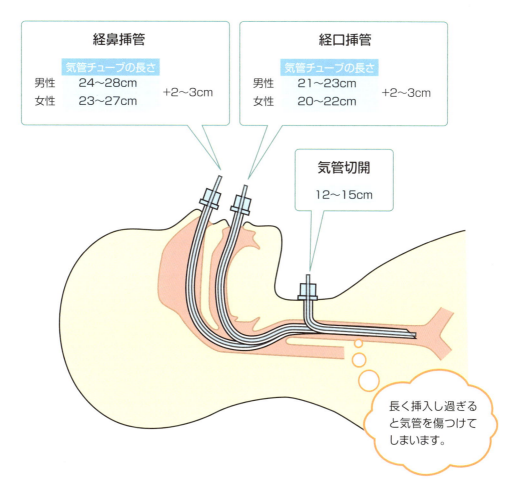

長く挿入し過ぎると気管を傷つけてしまいます。

出典：『看護技術がみえる　Vol.2　臨床看護技術』（医療情報科学研究所、メディックメディア）

memo

循環器系をマスターする

循環機能のおさらいから、モニタリング、ME機器の基礎までをしっかりマスターしましょう！

"循環機能"の管理は、ICUナースの重要なオシゴト

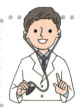
循環機能は、人が生きるために重要な役割を担っています。ICU看護師の観察ポイントはたくさんありますが、まずは循環機能とは何か、基本をおさえておきましょう。

 まずは、循環機能をおさらい

循環機能とは、ごく簡単にいえば「心臓から送り出された血液が、肺で酸素化され、再び心臓から全身に送り出されて、全身の細胞へ酸素を送り届ける」機能のことです。

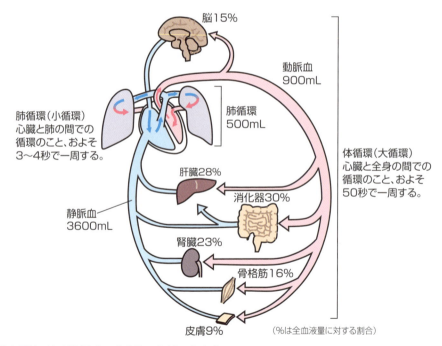

脳15%
動脈血 900mL
肺循環（小循環）心臓と肺の間での循環のこと、およそ3～4秒で一周する。
肺循環 500mL
肝臓28%
消化器30%
静脈血 3600mL
体循環（大循環）心臓と全身の間での循環のこと、およそ50秒で一周する。
腎臓23%
骨格筋16%
皮膚9%
（%は全血液量に対する割合）

心拍出量は、次の計算式で求めることができます。

心拍出量 ＝ 心拍数 × 1回の拍出量

運動時には、心拍数が安静時の3倍、1回の拍出量は1.5倍くらいまで増えるため、全体としては、1分間におよそ5倍近くの心拍出量になることもあります。

"循環機能の障害"ってどういうこと？

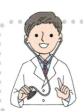

何らかの原因により、心臓のポンプ機能がうまく働かなくなり、肺循環や体循環が、うまく行われなくなった状態です。障害が起きた原因によって、様々な症状があります。

例えば、どんな症状があるの？

「心不全」という言葉をよく聞くと思いますが、これは疾患名ではなく、病態名（症候）です。

様々な原因により、心臓のポンプ機能が低下して、心拍出量の低下、末梢での循環不全、肺や身体の静脈のうっ血（血液が通常よりも多く溜まっていくこと）を起こしている状態です。心機能による分類（拡張不全、収縮不全）、進行速度による分類（急性、慢性）、症状や身体所見による分類（左心不全、右心不全）があります。

項目	異常	病態
動悸	心臓の拍動を自覚する。	頻脈、徐脈、心不全、高血圧、貧血、発熱、甲状腺機能亢進、低血糖、パニック障害、過換気症候群など。
浮腫	組織間液が増加して起こる。	うっ血性心不全、肝硬変、腎不全、ネフローゼ症候群、悪性腫瘍、飢餓、甲状腺機能低下症、降圧薬やホルモン剤の服用など。
チアノーゼ	口唇や指先などが紫色に変化する。	先天性心疾患（右左シャント）、肺機能障害、心不全、静脈瘤、寒冷による末梢血管の収縮など。
呼吸困難	循環機能の障害による肺うっ血。	上気道の閉塞（気道異物、喉頭浮腫）、下気道の閉塞（喘息、肺気腫、気管支拡張症など）、急性肺炎、肺塞栓症、左心不全、僧帽弁狭窄症など。
胸痛	緊急性の高い疾患が原因となることが多い。	狭心症、心筋梗塞、急性心膜炎、肺塞栓症、肺高血圧症、自然気胸、胸膜炎、消化性潰瘍、逆流性食道炎など。
ショック	急激に起こる末梢循環不全。	循環血液量の減少（大量出血、脱水、熱傷、など）、心原性ショック（心筋症、急性心筋梗塞など）、敗血症、激痛、脊髄損傷、薬剤やハチなどの昆虫毒など。

心臓の働きを映し出す心電図モニター

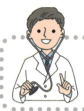

心臓の状態を、最も簡単に確認できるモニターが、心電図モニターです。

心電図の波形って、何を表しているの？

心電図モニターは、心臓の動きによって生じるわずかな電気信号を、皮膚に貼った電極で受け止め、それを波形として表すためのものです。

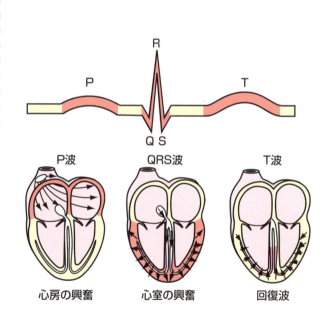

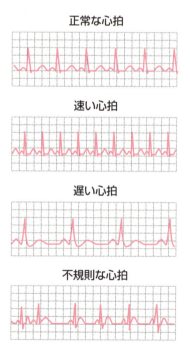

心電図の電極、正しく装着できますか？

　ICUや病棟のベッドサイドで使う心電図モニターは、基本的には2誘導と呼びます。使用する電極は3つ。ノイズが入るとうまく波形が出てこないので、次のことに注意しましょう。

- 貼る前に皮膚の汚れや汗を拭きとる。
- 電極は骨の上に貼る（筋肉の上には貼らない）。
- 呼吸の影響が少ないところに貼る。

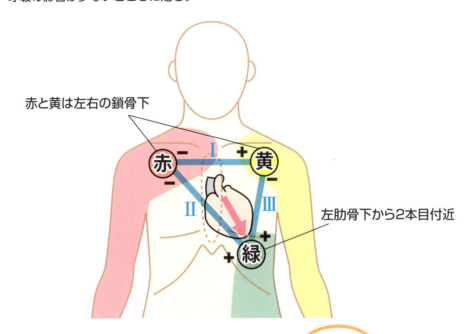

赤と黄は左右の鎖骨下

左肋骨下から2本目付近

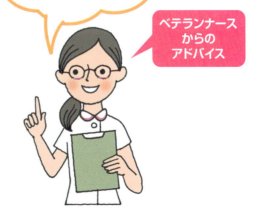

基本は、赤と緑で心臓をはさみ、その対角に黄色を貼ることです。

ベテランナースからのアドバイス

3 循環器系をマスターする

動脈の状態を映し出す 動脈圧モニター

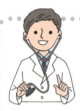

専用のカテーテルを動脈内へ直接挿入し、血圧を常時測定するモニタリング法です。カテーテルからは動脈血を採血することもできるため、何度も血液ガス分析を行う必要のある患者さんには、苦痛を与えずに採血することができます。

 どんなことがわかるの？

まずは、モニターを見てみましょう。ピンクの線が**動脈圧の波形**です。

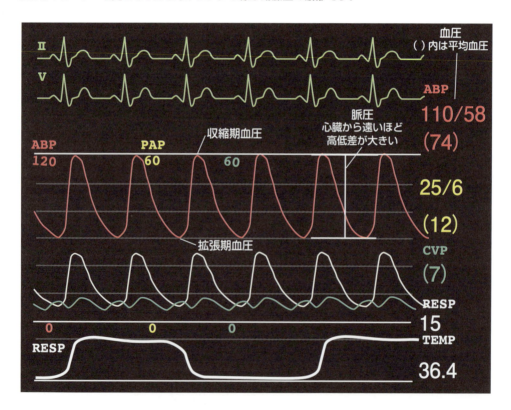

体動などによる挿入部位やカテーテルの屈曲や回路内に気泡などがあると、波形の高低差が小さくなり、血圧は低く表示されます。この変化に気付いたら、すばやく屈曲や気泡の混入などを確認します。何も異常がない場合は、本当に血圧が下がってる可能性があります。

心臓の中の様子を教えてくれる スワン・ガンツカテーテル

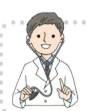
専用のカテーテルを心臓内に挿入し、心臓の動きを常時確認するモニタリング方法です。このカテーテルが挿入されていると、とても多くの情報を得ることができます。

 どんな患者さんが適応になるの？

うっ血性心不全、重度の心筋梗塞、心肺停止蘇生後、敗血症などによるショック状態などですが、カテーテル挿入による侵襲が大きいため、それに耐えられる患者さんが適応になります。

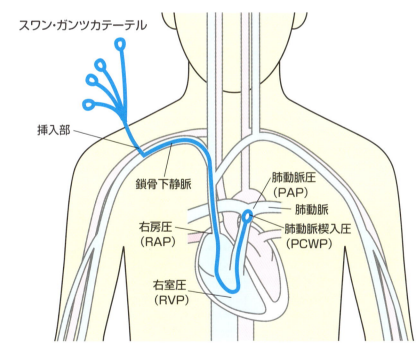

スワン・ガンツカテーテルを挿入していると、とてもたくさんの情報を得ることができますが、代表的な指標は、右房圧（RAP）、右室圧（RVP）、肺動脈楔入圧（PCWP）、肺動脈圧（PAP）の4つです。

この中で、右房圧は、中心静脈から右房へ入ってすぐの場所で測定しているため、中心静脈圧とほぼ同等であると考えられています。

心臓の動きを助ける 大動脈内バルーンパンピング（IABP）

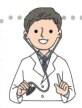
ICUに入院している患者さんは、循環機能の障害を受けている人が多いのが特徴のひとつです。中でも、心臓のポンプ機能に障害があり、十分な循環血液量を維持できない患者さんの場合、大動脈内バルーンパンピング（IABP）を行うことがあります。

 ## どんな効果があるの？

IABPの作用としては、次のようなことが期待できます。

- 拡張期　冠動脈への血流が増加 ➡ 心筋への酸素供給量が増える。さらに、脳血流量の増加、末梢血液量の増加もある。
- 収縮期　後負荷を軽減させ、心臓の仕事量を減らす ➡ 心筋の酸素消費が減少する。

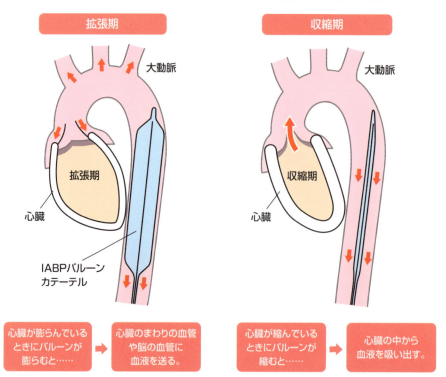

心臓と肺の動きを助ける経皮的心肺補助法（PCPS）

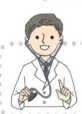

経皮的心肺補助法（PCPS）は、遠心ポンプによる体外循環を行いながら、人工肺を使って、血液を酸素化させる方法です。

何に気を付けて、観察すればいいの？

これには、大きく分けて2つの観察ポイントがあります。

・遠心ポンプ

- ポンプの回転数と血流量が正しい値となっているか。
- 回路の中に、血栓ができていないか。

・人工肺

- 回路からのリークがないか。
- 回路の中に、血栓ができていないか。

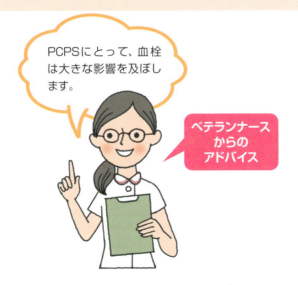

PCPSにとって、血栓は大きな影響を及ぼします。

ベテランナースからのアドバイス

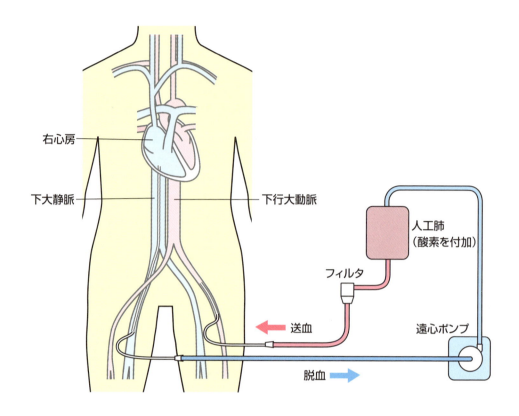

この他、出血、感染、下肢の虚血などの合併症もありますので、十分な観察を行いましょう。

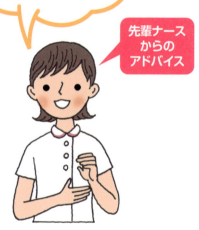

観察して、少しでも「あれ?」と思ったら先輩ナースに確認してみましょう。まずは、異変に気付くことが大切です。

先輩ナースからのアドバイス

循環機能は、まずコレを観察

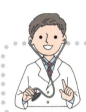

呼吸器の状態を知るために、まずは様々な角度からの「観察」が必要です。

何を、どうやって「観察」すれば良いの？

バイタルサイン

バイタルサインの観察は、なるべく前回と同じ方法・同じ部位で行います。脈拍と呼吸は、1分間かけて測定しましょう。

- 血圧：収縮期血圧　／　拡張期血圧
- 脈拍：数、リズム、脈の触れ方（強さ）、脈の左右差
  - 脈拍の異常：頻脈（1分間あたり100回以上）、徐脈（1分間あたり60回未満）
- 呼吸：数、リズム、深さ
- 体温：中枢温（鼓膜音、直腸温、膀胱温など）、あるいは外殻温（腋窩温）

心音

心音は、次の5か所で聴診します。

1. 大動脈弁領域（第2肋間胸骨右縁）
2. 肺動脈弁領域（第2肋間胸骨左縁）
3. Erb領域（第3肋間胸骨左縁）
4. 三尖弁領域（第4肋間胸骨左縁）
5. 僧帽弁領域（心尖部）

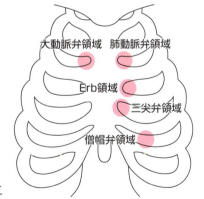

5の心尖部は一番心音が大きく聞き取れるので、まずはここから聴診し、1、2、3、4と移動するとよいでしょう。

モニタリング

患者さんの状態をモニタリングしていますので、変化や生体モニターの波形や数値を確認します。

循環機能の状態を予測する

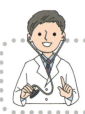

様々な角度で観察した結果から、そのときの患者さんの状態を評価することができます。

 バイタルサインの変化にはどんな原因があるの？

意識レベルの低下
呼吸不全、循環不全、体温や代謝異常、頭蓋内の疾患により、意識レベルは低下します。

脈拍数増加＋呼吸数増加
呼吸不全、循環不全、発熱が起きている可能性があります。ただし、清拭、吸引、食事や排泄などのケアや、不安、疼痛、不眠などが関係していることもあります。

血圧上昇＋脈拍数低下＋呼吸数低下
脳圧が亢進し、クッシング症候群になっている可能性があります。異常な肢位、瞳孔所見、意識障害、呼吸パターンの変化などを確認しましょう。

血圧低下＋脈拍数増加＋呼吸数増加
ショックを起こしている可能性があります。

血圧低下＋脈拍数増加または低下＋体温低下
低体温が高度になると、除脈になります。あるいは低血糖・外傷・敗血症・脱水などでは頻脈になります。急激な復温は致死性の不整脈を誘発しやすいので、心電図モニターを確認しながら、復温します。

循環機能は、他にも生体モニターからの情報などを元に、収縮力・心拍数・前負荷・後負荷などのアセスメントを行う必要があります。

肺動脈カテ使用中の患者さんは まずココを見る

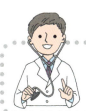

肺動脈カテーテルには、大きく分けて2つのカテーテルがあります。

どんなカテーテルがあるの？

右心と左心、「どちらの働きを見るか」で、使用するカテーテルが変わります。

右心カテーテル　＝　スワン・ガンツカテーテル
左心カテーテル　＝　ピッグテール・カテーテル

いずれのカテーテルも、心臓の働きをリアルタイムで確認することができます。

何を観察すればいいの？

患者さんの主観的なデータと、客観的なデータを得る必要があります。

まずは、バイタルサインと主訴の聴き取り
　例えば、熱発や熱感、カテーテル挿入部位の痛みなどがあったら、感染兆候の可能性を考えます。

カテーテルの挿入部
　挿入部位の腫脹、発赤、出血などがあったら、感染兆候の可能性を考えます。

モニターからの情報
　まずは、正常値から逸脱しているデータがないか、確認します。

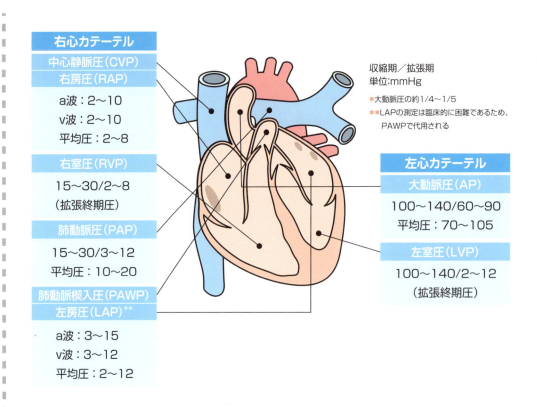

出典：『病気がみえる　Vol.2　循環器　第3版』（医療情報科学研究所、メディックメディア）をもとに作成

> **column**
>
> ## 病棟でモニタリングできるのは、スワン・ガンツだけ？
>
> 　ICUでベッドにいる患者さんは、さまざまな情報をモニタリングしていますね。スワン・ガンツカテーテルによるモニタリングもそのひとつで、一般的にはカテーテル室で挿入しますが、ICUへ戻ってきても、そのままモニタリングされていることがあります。
>
> 　しかし、左心用であるピッグテールカテーテルは通常、**心臓カテーテル検査が終わったら抜去**されます。ただ、「極まれ」くらいの頻度で、ICUでもピッグテールカテーテルを挿入する患者さんがいることがあります。心嚢穿刺を必要とする患者さんです。
>
> 　本来はCCU（coronary care unit：循環器系の重症患者さんへの集中治療を行う）に入院すべき患者さんなのですが、ICUしかない場合はICUに入院しています。ICUでよく見る肺動脈カテはスワン・ガンツカテーテルなのですが、極まれに必要とされることもありますので、知識としては知っておくと良いでしょう。

肺動脈カテ使用中の患者さんの状態を予測する

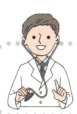

肺動脈カテーテルのモニターからは、たくさんの情報を得ることができますが、まずはこの3つの指標から、患者さんの状態を予測しましょう。

何がわかるの？

ここでは、中心静脈圧（CVP）、肺動脈楔入圧（PAWP）、右室圧（RVP）と左室圧（LVP）との圧較差について見てみましょう。

中心静脈圧（CVP）：正常値　2〜8mmHg

- **CVPが上昇しているとき**：循環血液量の増加、右心不全、心タンポナーデなどの心拡張障害の可能性。
- **CVPが低下しているとき**：循環血液量の低下（大量出血、脱水、熱傷など）。

肺動脈楔入圧（PAWP）：正常値　2〜12mmHg

- **PAWPが上昇しているとき**：左房への血液量が増加している、左室の収縮力の低下（左心不全、虚血性心疾患、拡張型心筋症など）。
- **PAWPが低下しているとき**：大量出血や熱傷などによる、循環血液量の低下。

右室圧（RVP）と左室圧（LVP）との圧較差

- 正常では

> 右室圧（RVP）　＜　左室圧（LVP）

これが逆転する場合は、右室に大きな負荷がかかっています。

収縮期・拡張期の圧較差

収縮期

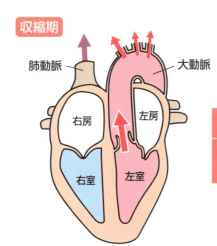

正常	収縮期には心室圧＝動脈圧
圧較差あり	・大動脈弁狭窄症（AS）（左室圧＞大動脈圧） ・肺動脈狭窄症（PS）（右室圧＞肺動脈圧）

拡張期

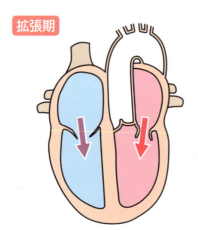

正常	拡張期には心房圧＝心室圧
圧較差あり	・僧帽弁狭窄症（MS）（左房圧＞左室圧） ・三尖弁狭窄症（TS）（右房圧＞右室圧）

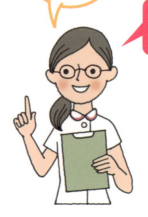

肺動脈カテーテルからは、他にどのようなことがわかるのか、確認してみましょう。

ベテランナースからのアドバイス

IABPを行う患者さん、どこを見て何を考える？

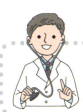

バイタルサインを確認しながら、合併症の有無も併せて確認します。

何を確認すれば良いの？

看護師による観察・確認でわかることはたくさんあります。

- バイタルサイン（63ページ参照）
- 感染兆候の有無（116ページ参照）
- 合併症の有無

合併症	発生要因	観察と対策
血管裂傷動脈解離	IABP挿入時の手技、高度の動脈硬化。	背部痛などの自覚症状を確認、症状があれば、エコーやCTにて評価する。
出血	抗凝固療法、DIC合併、IABPによる血小板減少など。	ACTの適正コントロール。ヘモグロビンや血小板などのデータを確認する。
血栓塞栓症	バルーンによる血流障害、血栓による閉塞など。	下肢の冷感、足背・後脛骨動脈が触知できるか、意識レベルや腹部所見なども確認する。
感染	IABP挿入部からの感染。	挿入部の観察と感染徴候の確認、清潔操作を徹底する。
腓骨神経麻痺	下肢の外旋固定。	足底部の背屈を確認。良肢位を保持。

麻痺していても前屈はできます。必ず、背屈を確認しましょう。

IABPのモニターからわかること

　IABPのモニターには、心電図の波形と一緒に次の内容なども表示されます。正しく動作しているかどうかも、併せて確認しましょう。

- 大動脈内のバルーンの動きがわかるデータ。
- ヘリウムガスの残量。

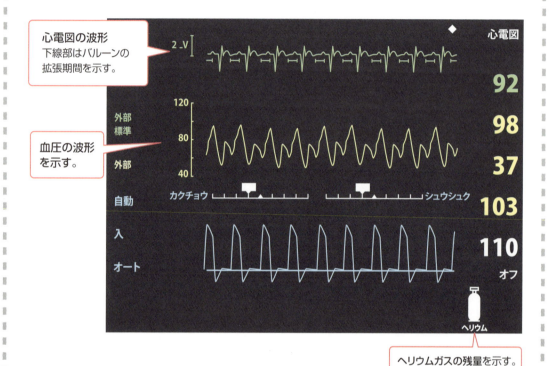

出典：『はじめてのICU看護』（石井はるみ、メディカ出版）を参考に作成

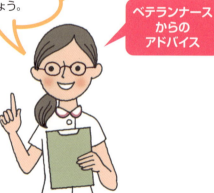

PCPSを行う患者さん、どこを見て何を考える？

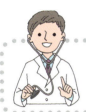

バイタルサインを確認しながら、合併症の有無も併せて確認します。

何を確認すれば良いの？

大きく分けて、3つのポイントがあります。

- バイタルサイン（63ページ参照）
- 感染兆候の有無（116ページ参照）　前回の記録を確認し、
- 合併症の有無

PCPS導入中の主な合併症と対策

合併症	発生要因	観察と対策
出血	血小板減少、過剰な抗凝固剤、DIC合併。	ACTコントロール。止血処理。輸血など。
感染	カニューレ刺入部の汚染。	刺入部の保護と固定、消毒の際の清潔操作を徹底する。
下肢虚血	カニューレによる血流障害。	足背・後脛骨の脈拍確認。下肢の保温など。
溶血	遠心ポンプの回転による破壊。脱血不良状態の持続。	回転数の調整。脱血不良の有無を確認、補液による循環血液量の増加を図るなど。

その他、
- 遠心ポンプが設定（ドクター指示）どおりに回転し、血流量が維持できているか。
- 人工肺が設定（ドクター指示）どおりに稼働し、酸素濃度や流量が適切に維持できているか。
- 回路内に血栓はないか。

なども確認します。

PCPS中の患者さんは基本的に、自分で動くことができませんので、仙骨部や踵部などに褥瘡ができやすい状態にあるといえます。

また、大量の血液を体外循環させることによる低体温、人工呼吸器の装着による人工呼吸器関連肺炎(Ventilator Associated Pneumonia：VAP)を起こしやすくなります。

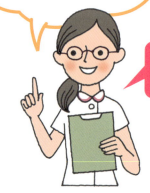

ルーチンで「見ればよい」のではなく、「何か異常があるかもしれない」という目で、まんべんなく観察するように心がけましょう。

ベテランナースからのアドバイス

ちょっと休憩　心筋梗塞とストレス

心筋梗塞などの心疾患を起こす原因はいろいろあります。加齢や生活習慣病などが大きな原因であるといわれていますが、精神的な要因もあることを忘れてはいけません。

例えば、多くのことに関わって時間に追われるような考え方や行動をする人、精神的にも身体的にもテキパキと行動する人などは、心筋梗塞を発症する人が多いそうです。では、心筋梗塞を発症する「タイミング」を考えてみましょう。

- ●一般的　：　午前中の血圧が上昇するときなどに多い
- ●働いている男性　：　ブルーマンデー（ゆううつな月曜日）に多い
  - ○その中でも若くて喫煙者の男性　：　夜中に仕事をしているときに多い
- ●高齢女性　：　土曜日の発症が多い（週末の主婦への依存度が高いため）

また、「うつ」を持つ心筋梗塞の患者さんは予後が悪いといわれています。

「うつだから心筋梗塞を発症する」のか、「心筋梗塞を発症したからうつになったのか」はまだ結論が出ていないようですが、いずれにしても、ICUの患者さんには、ストレスを溜めないケアが重要ですね。

DCを行う患者さん、どこを見て何を考える？

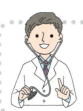

DCとは「除細動器」のことです。致死性の高い不整脈が見られたときに、心臓の動きを正常化させるために使用します。似たような医療機器としてAEDもありますね。

✚ DCとAEDって、何が違うの？

まずは、DCとAEDの違いを覚えましょう。

違いがある項目	DC	AED
使用する場面	致死的な不整脈、心停止など、心臓の異常な電気興奮を正常化させたいとき。	
	ALS（二次救命処置）。	BLS（一次救命処置）。
適応する患者さん	心室細動（VF）、心室頻拍（VT）、心房細動（Af）、心室粗動（AF）、発作性上室性頻拍（PSVT）。	心室細動（VF）、心室頻拍（VT）。
使用できる人	救急隊員や病院の蘇生チームなど、専門の訓練を受けた医療者が取り扱う。	街中や学校、職場など、ある程度訓練を受けていれば、一般の人でも処置をすることができる。
	実際に患者さんに対して処置（通電）を行えるのは医師のみ。	
	一部のDCには「AEDモード」があり、これを選択すれば看護師でも処置を行うことができる。	
モードの切り替え	あり。除細動（Defirillation）：VF、VT。 同期による電気ショック（Cardioversion）：Af、AF、PSVT。	なし。
出力などの細かい設定	電気出力（J:ジュール）／「同期」かどうかの設定を行う。	基本的に設定なし。
心電図の記録	できない。	できる。

ICUでDCを使うシーンは、本当に急を要するときです。まずは落ち着いて、**ドクターの指示に正確に従う**ことが重要です。

> ナースの役割の一つに「**正確な記録を残す**」こともあります。バイタルサインや心電図の変化だけを見るのではなく、**周りの人の動きと時間経過にも注目**し、なぜその処置が必要なのかを考えましょう！

memo

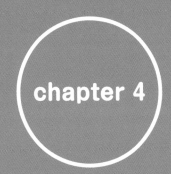

代謝管理をマスターする

誰かのカラダでも行われている生きるための大切な機能である"代謝"を基礎からおさらいしましょう！

"代謝や電解質"の管理だってICUナースの重要なオシゴト

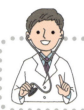

目には見えにくいけど、身体の中で起きている様々な反応を理解しておきましょう。

まずは、代謝・電解質管理をおさらい

　代謝機能とは、ごく簡単にいえば「身体の中に取り込んだ水や栄養素が、様々な臓器での生化学反応により、生命を維持するための物質につくり変えられる」ことです。食物のカロリーから、身体を動かすために必要な、エネルギーを生み出すことも「代謝」といわれます。

代謝が異常になると、どんな影響があるの？

　わかりやすい例でいえば、肝臓は生体内で起こる代謝の中心的な存在ですが、肝臓の機能が低下すると栄養素（エネルギー）を取り込んでも、うまく代謝されなくなり、タンパク質代謝異常、糖代謝異常、脂質代謝異常、などを起こします。

電解質ってそもそもなに？

　電解質とは、細胞内や体液内に溶け込んでいる、電気伝導性を示す（＋か－の電気を帯びている）物質のことです。
　電解質の量はごくわずかですが、人の身体は、ある一定のバランスを保つようにできています。例えば、細胞の内側と外側では、電解質の種類と量が違います。

細胞の内側　カリウムイオン（K$^+$）が多い。
細胞の外側　ナトリウムイオン（Na$^+$）が多い。

おおよそは

細胞の内側　K$^+$　vs　Na$^+$　=　140　vs　7
細胞の外側　K$^+$　vs　Na$^+$　=　4　vs　140

というバランスが維持されています。

　このバランスが崩れると、身体に様々な影響を及ぼし、生命に関わることもあります。

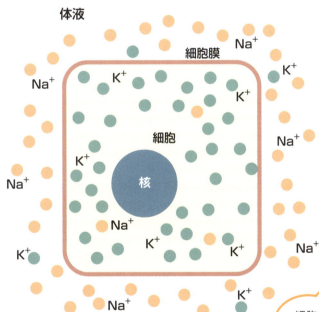

出典：http://hikawa.takara-bune.net/hSeiriTaiekiNaieki.html をもとに作成

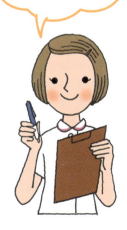

細胞レベルの反応も、色々なデータとして読み取ることができます。

"代謝・電解質機能の異常"ってどういうこと?

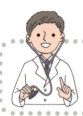

「代謝異常」と「電解質異常」は、とっても深い関係があります。

代謝異常と電解質の異常はどう関係するの?

人の身体は、食事や経管栄養などによって取り込んだ食物を消化吸収し、代謝させることで、必要なエネルギーと電解質をつくり出します。バナナを例にとってみましょう。

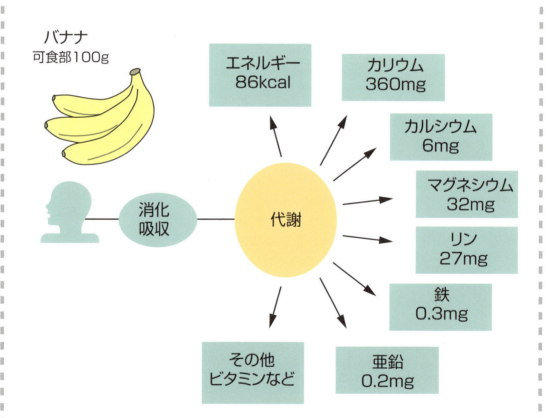

健康な身体であれば、バナナ100gを食べたところで、特に何の問題もありませんが、ICUに入院する患者さんは、身体の様々なところで異常が起きています。

その結果、代謝によりつくられたエネルギーや電解質が、生命の維持に対するバランスを維持できなくなることがあります。

不要な電解質は尿・便や汗などから排泄されますが、このことを**電解質代謝**と呼びます。

カリウムの場合で考えてみる

例として、カリウムで考えてみます。

- 体重60kgの人の場合、1日に60〜120mEqのカリウム（K）を摂取する。
- 細胞内におよそ3,600mEq、細胞外に42〜60mEqが存在している。
- 細胞外のカリウムは、腎臓で濾過されて、尿として排出される。

カリウムを含む食事を多く摂っても、多すぎたぶんは排出されていきますが、腎機能の障害があれば、上手く排出することができません。

また、カリウムの摂取量が少ない場合は、生命の維持に必要なカリウムがつくられず、やはり身体には大きな影響を及ぼすことがあります。

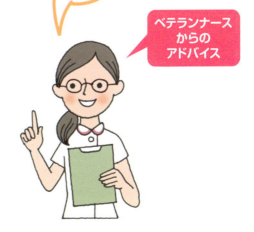

輸液など、イオンの状態で存在する電解質はmEqで表し、カリウム1mEq＝39mgで考えます。

ベテランナースからのアドバイス

"栄養管理"はどうして必要なの？

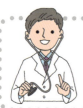
ICUに入院する患者さんは、様々な疾患により、身体に大きなストレスを受けています。そのため、通常の生活状況とは違う視点での栄養管理が必要となります。

 ## ICUの患者さんにとっての栄養管理って？

ICUに入院する患者さんには、次のような特徴があります。

高い侵襲を身体に受けているため、自分の身体の成分を分化する＝異化が進む。

外から（外因性）の栄養を受け付けにくくなり、内因性の栄養が増える。
・過剰栄養になる：高血糖傾向、尿素、窒素（BUN）の増加。
・過小栄養になる：タンパク合成能の低下から、免疫低下、創傷治癒遅延。

これらの状況を確認しながら、栄養管理を行う必要があります。

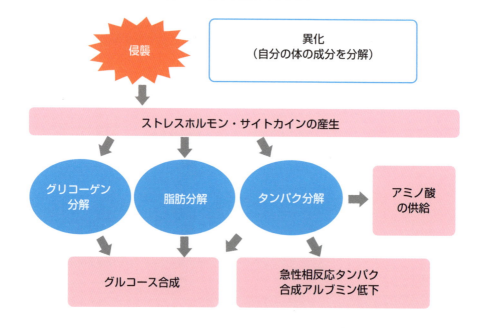

必要なエネルギー量は
こうして計算する

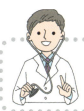

自力で動けない患者さんも、一定のカロリーを消費しています。病状によっては非常に多くのカロリーを必要とすることもあります。

何を基準にして、エネルギー量を計算するの？

必要なエネルギー量を計算する前に、まずは必要なデータを確認します。

- **体重減少の具体的割合（％体重変化、％理想体重、％健常時の体重）。**
- **身体的計測値（上腕三頭筋部の皮脂厚、上腕筋の周囲長など）。**
- **生化学検査値（血清総タンパク質、アルブミン値など）。**

これらのデータを元に、現在の栄養状態をアセスメントします。

具体的に、どうやって計算するの？

まずは、年齢と性別・身長・体重から、基礎代謝量を計算します。

基礎代謝量（Basal Metabolic Rate：BMR）の推計

男性　66.5 ＋（13.7 ×体重）＋（5.0 ×身長）－（6.8 ×年齢）
女性　655.1 ＋（9.6 ×体重）＋（1.8 ×身長）－（4.7 ×年齢）

男性と女性では、計算式に入る数値が違いますので、間違えないこと！

次に、患者さんの病状から、目標エネルギーを計算します

$$エネルギー必要量 = BMR × 活動係数 × 傷害係数$$

活動係数と障害係数を理解する

活動係数と傷害係数は、患者さんの状態によって変わります。
つまり、

- 腹膜炎を起こして寝たきりの人

の場合は、健常時より1×1.3＝1.3倍のエネルギーが必要になりますね。

活動係数	
仰臥状態	1.0
生活機能が自立している場合	1.2
ストレス係数の一例	
術後（合併症なし）	1.0
長管骨骨折	1.15〜1.30
癌	1.10〜1.30
腹膜炎、敗血症	1.10〜1.30
重症感染症、多発外傷、広範囲熱傷	1.20〜1.40
多臓器不全症候群	1.20〜1.40
熱傷	1.20〜2.00

おおよその目安は
こんな感じです。

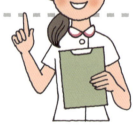

ベテランナース
からの
アドバイス

疾患別 栄養管理のポイントをマスターする

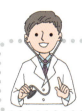

ICUに入院する患者さんの疾患や病態は様々です。個々の状況に応じて、栄養管理のポイントは変わります。

疾患や病態による、栄養管理のポイントは？

疾患別の栄養管理のポイントを、ごくごく簡単にまとめると、次のようになります。病態によってずいぶん違うことがわかりますね。

病態	栄養管理のポイント
侵襲が大きい手術後	・消化器手術の患者は、術前から栄養状態が不良であることが多い。 ・術後に腸管機能が利用できる場合は、早期から経腸栄養を行う。 ・手術部位が下部消化管の場合は、中心静脈栄養が基準となる。 ・肥満やるい痩が顕著な場合は、術前の体重ではなく、身長から求められる理想体重を基準とすることが多い。
脳血管障害	・高血圧症、糖尿病、脂質異常症などを併発している場合も多いため、これらの疾患に対応した栄養管理が必要。
心不全	・高血圧症、糖尿病、脂質異常症などを併発している場合も多いため、これらの疾患に対応した栄養管理が必要。
腎不全	・急性／慢性や、病態によって制限される内容が変わり、水分、塩分、カリウム、リンなどの制限がある。
多発外傷	・受傷により代謝が亢進し、必要エネルギーやタンパク質が亢進する。 ・救命時の大量輸液により、健常時よりも体重過多になっているため、必要エネルギー量は、健常時の体重あるいは理想体重から求める。
重度熱傷	・受傷により代謝が亢進し、必要エネルギーやタンパク質が亢進する。 ・特に早期からの栄養管理が必要なのは、成人でⅡ度15％以上またはⅢ度10％、高齢者、5歳以下の乳幼児、気道熱傷、耐糖能障害などだが、画一的な計算での栄養管理は難しい。

消化器に問題があれば中心静脈栄養、問題がなければ早期からの経管栄養が検討されます。

生化学系検査データから わかること

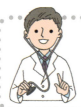

患者さんの栄養状態を客観的にアセスメントできる1つの方法が、血液検査データを見ることです。ここでは、生化学系検査データについて見てみましょう。

 生化学系検査データは、何を見れば良いの？

生化学系の検査データからは、実にいろいろなことがわかります。まずは、検査データが正常範囲から外れている（高すぎる、低すぎる）データを確認し、そのデータが何を示しているのかを考えてみましょう。

栄養状態がわかるデータ

TP（血清総タンパク）、Alb（アルブミン）、A/G（アルブミン／グロブリン分画）、RTP（トランスサイレチン、トランスフェリン、レチノール結合タンパク）、T-Cho（総コレステロール）
　➡ いずれも、身体の中にどれだけのタンパク質があるか、という指標になる。
BUN（尿素窒素）
　➡ タンパク質代謝量の指標になり、腎機能の状態も判断することができる。

これらのデータは、生理的な変動や使用している薬剤の影響を受けることもあります。

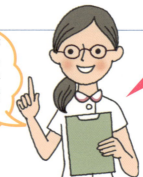

前回とどう違うのか、何がどのように変化しているのかで、栄養管理が上手くいっているのかを判断します。

ベテランナースからのアドバイス

免疫系検査データから わかること

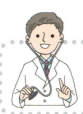

患者さんの栄養状態により、免疫系検査データも変動します。

免疫系検査データは、何を見れば良いの？

免疫系の検査データが低くなると、感染症を合併しやすく、筋力低下、呼吸機能や心機能の低下、創傷治癒の遅れなどにつながります。まずは、確認が必要な検査データと、その意味を考えてみましょう。

免疫機能の状態がわかるデータ

TLC（総リンパ球数）
栄養状態との相関がある（栄養障害が進むと、値が低くなる）。

WBC（白血球）、末梢血液像（好中球・リンパ球・単球、好酸球）
身体の中に病原体などの異物があるかどうかがわかる（手術後、熱傷、薬剤投与でも変動する）。

CRP（C反応性タンパク）
身体のどこかで炎症が起きているときに高くなるが、逆に、ウイルス性の炎症では低くなる。

これらのデータからは、次のことが判断できます。

- 栄養状態が悪い：感染しやすい状態にある。
- すでに何かが入り込んでいる：このままでは感染する。
- すでに炎症が起きている：すでに感染した状態にある。

代謝機能はまずコレを観察

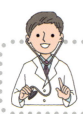

患者さんの"いま"をアセスメントするための、基本的な情報を理解しておきましょう。

代謝機能の状態は、何を見れば良いの？

代謝機能は、身体が何らかの侵襲（手術や外傷・熱傷など）を受けたときから、時間の経過によって、大きく変動するといわれています。

▼Moore（ムーア）の分類

	相と状態	時期	生体の反応
ICU	第1相 異化期（傷害期）	受傷後、2〜4日	・水分貯留、高血糖傾向、無気力、熱発、疼痛、尿量減少、体重増加がみられる。 ・一時的に代謝が低下するが、その後、代謝が亢進する。 ・尿中では特にNとKが増加する。
ICU	第2相 異化〜同化期 （転換期）	受傷後、数日から1週間	・疼痛の軽減、周囲への関心が出てくる、平熱になる、排ガスがある、利尿が進む。 ・内分泌反応が正常化。 ・尿中では特にNとKが正常化する。
一般病棟	第3相 同化期（回復期）	受傷後、1週間から数週間	・バイタルサインの安定化、消化機能の正常化。 ・組織の新生がはじまり、タンパク質同化が異化を上回るため、体力が回復してくる。
一般病棟	第4相 脂肪蓄積期	受傷後、数週間から数カ月	・筋肉の再生、脂肪組織の増加、体重増加。 ・エネルギーが蓄積されるので、徐々に元気が出てくる。

代謝の状態を知るためにはまず、適切な観察が必要です（84ページ、85ページ参照）。そのうえで、患者さんにとって必要なエネルギーが補給されているか（81ページ参照）、疾患に応じたポイントをおさえているか（83ページ参照）を、アセスメントします。

代謝の状態を予測する

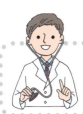

実際に、様々な検査データや測定データなどから、患者さんの"いま"をアセスメントします。

観察した結果から、何がわかるの？

観察した結果や、検査データなどから、患者さんの「いま」を予測してみましょう。

データでわかる、様々な「いま」
血液検査データ：生化学系、免疫系ともに、正常範囲にあるか。
必要エネルギー量：基礎エネルギー量（81ページ参照）と、患者さんの「いま」の係数から計算される「必要エネルギー量」が、きちんと投与されているか。

アルブミン値からみる「いま」
栄養不足の目安として、プレアルブミン値にも注目します。

2.4mg/dL	3.1mg/dL	3.5mg/dL	5.0mg/dL
重度栄養不足	中等度栄養不足	軽度栄養不足	適正な状態	過剰栄養

窒素バランスからみる「いま」

摂取した窒素(N)＝排泄された窒素(N)	健康な成人
摂取した窒素(N)＞排泄された窒素(N)	成長期や妊娠、体力回復
摂取した窒素(N)＜排泄された窒素(N)	栄養不足、術後や熱傷、糖尿病など

窒素バランスを確認する：2とおりの計算方法があります。

窒素バランス (g/dl) ＝ (タンパク質摂取量 (g) /6.25) − (24時間尿素窒素量＋4)
窒素バランス (g/dl) ＝ (タンパク質摂取量 (g) /6.25) − (尿中尿素窒素 (g/day) /0.8+2)

電解質別
データから予測できること Na⁺

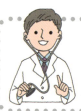

血液中には様々な物質が含まれますが、中でも電解質は、ごくわずかな量でも患者さんの身体に大きな影響をおよぼす可能性があります。
ここではまず、Naについて見てみましょう。

 ## Na（ナトリウム）のデータから、何がわかるの？

　Naは、細胞外液の90％を占め、身体の中の浸透圧の調整や、酸塩基平衡の維持に、とても重要な役割を持っています。基本的には**塩分として摂取され、摂取量とほぼ同量が排泄**されます。水分の変動によっても濃度が変わります。

検査検体	血液（静脈血）、尿
基準値	血清：135〜147mEq/L 尿：1.6〜5.8g/day（70〜250mEq/day）
異常値	高値：脱水、糖尿病、尿崩症（にょうほうしょう）など。 低値：嘔吐・下痢、尿細管性アシドーシス、重症心不全、ネフローゼ症候群。

　血液中のNaは、高値を示すことよりも、低値を示すことの方が多いようです。Naが低くなる理由として、欠乏性と希釈性があります。

　Naのデータが同じ値だったとしても、脱水傾向にある場合と、浮腫傾向にある場合では、対応が変わりますので、他のデータと併せ、患者さんの「いま」を予測する必要があります。

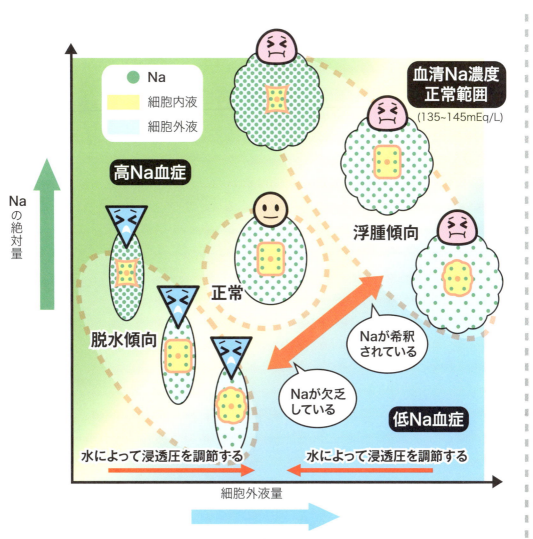

『病気がみえる Vol.8 腎・泌尿器 第2版』（医療情報科学研究所、メディックメディア）を参考に作成

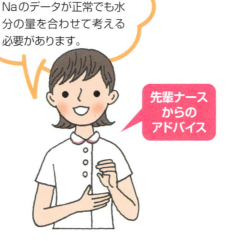

水とNaのバランスはとても大切です。
Naのデータが正常でも水分の量を合わせて考える必要があります。

先輩ナースからのアドバイス

電解質別
データから予測できること Cl⁻

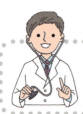

ここでは Na に続き、Cl について見てみましょう。

Cl（クロール：塩素）のデータから、何がわかるの？

Clは、大部分が細胞外液に存在し、他の電解質と相互に関係しながら、水分へ移行、浸透圧調整、酸塩基平衡の調整などを行っています。基本的には**塩分として摂取され、Naと一緒に変動**します。

検査検体	血液（静脈血）、尿
基準値	血清：98〜108mEq/L 尿：2.5〜8.9g/day（70〜250mEq/day）
異常値	高値：脱水、尿細管性アシドーシス、呼吸性アルカローシスなど。 低値：嘔吐・下痢、利尿剤の服用、急性腎不全。

細胞外液の陽イオンの大半はNaイオンですが、陰イオンは、ClとHCO₃（重炭酸）の合計と、さらに少数派の陰イオン（滴定酸という）で構成されています。

この $Na^+ - (Cl^- + HCO_3^-)$ を「アニオンギャップ」といいます。このアニオンギャップが大きくなっているときは、Clの値が正常範囲内でも、**代謝性アシドーシス**になっています。

Clのデータを見るときは、必ず一緒にHCO₃も見て、Naとの差がどれくらいあるのか、計算してみましょう。

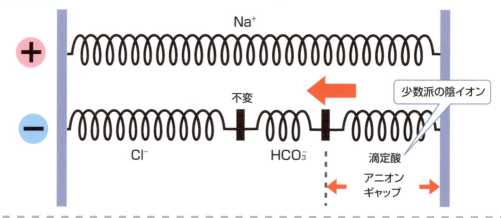

電解質別
データから予測できること HCO_3^-

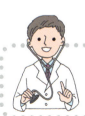
ここではClとも関係の深い、HCO_3について見てみましょう。

➕ HCO_3（重炭酸）のデータから、何がわかるの？

　HCO_3は、動脈血ガス分析で測定します。身体の中では、ClとHCO_3の合計は維持されていますので、Clが増えればHCO_3が減る、Clが減ればHCO_3が増える、という反応が起きています。このバランスが崩れたときは、代謝異常などが起こっているときです（90ページ参照）。

　血液検査を行うと、HCO_3の他に、pHも一緒に分析されますので、それも併せて確認します。

- pHが7.4より小さい
  血液は酸性に傾いた「アシデミア」という状態＝酸血症
- pHが7.4より大きい
  血液はアルカリ性に傾いた「アルカレミア」という状態＝アルカリ血症

さらに$PaCO_2$と併せて、病態を判断します。

　栄養管理とは、関連性がないように見えるHCO_3ですが、例えば、次のような場合は、アシドーシス*になっていても、HCO_3が正常範囲内になることがあります。

- 急速輸液をしたとき。
- 高カロリー輸液をしたとき。
- 下痢などでHCO_3を喪失したとき。
- 腎臓に障害があるとき。

＊**アシドーシス**　　血液を酸性に傾ける病態がある状態。
＊**アルカローシス**　血液をアルカリ性に傾ける病態がある状態。

また、HCO_3が増加しているときは、次のことが起きている可能性を考えましょう。

- 酸生成の増加　糖尿病性ケトアシドーシス*、飢餓によるケトーシス*。
- 酸の排泄不全　急性腎不全、慢性腎不全。

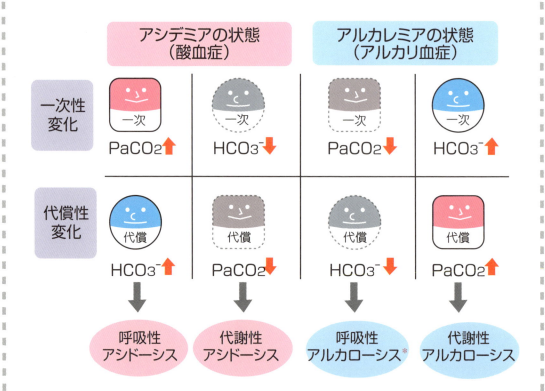

出典:『病気がみえる　Vol.8　腎・泌尿器　第2版』(医療情報科学研究所、メディックメディア)を参考に作成

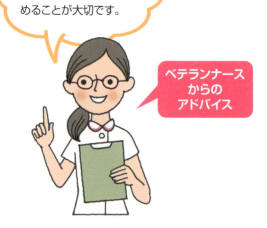

代謝の異変がどの状態にあるのか、しっかり見極めることが大切です。

ベテランナースからのアドバイス

* **糖尿病性ケトアシドーシス**　高血糖が続いてケトン体が増加し、血液が酸性になった状態。
* **ケトーシス**　糖質と脂質の代謝異常により、ケトン体が異常に増加した状態。

電解質別 データから予測できること K^{2+}

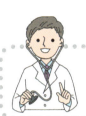
ここでは、腎臓機能と関連が深い、Kについて見てみましょう。

 ## K（カリウム）のデータから、何がわかるの？

　Kは、Na（89ページ参照）とは逆に、細胞内液として98％、細胞外液に2％が存在しています。神経の刺激伝達、心筋などの筋肉興奮に影響を与えます。

検査検体	血液（静脈血）、尿
基準値	血清：3.5～5.0mEq/L　　尿：1.5～2.5g/day（38～64mEq/day）
異常値	高値：急性腎不全、抗アルドステロン剤の服用など。 低値：嘔吐・下痢、代謝性アルカローシス、利尿薬の服用など。

　血液中のK量の変化する原因には、次のようなものがあります。

低カリウム血症（＞3.5mEq）	正常	高カリウム血症（＞5.0mEq）
K摂取量の低下 ・長期間の飢餓状態		**K過剰摂取** ・輸血、K製剤投与 ・高K含有の食事
細胞内へシフト ・アルカローシス ・β2受容体刺激薬 ・インスリン		**細胞外へシフト** ・アシドーシス ・β受容体拮抗薬 ・インスリン欠乏、高血糖 ・細胞崩壊（溶血、内出血など）
Kの排泄量増加 ・嘔吐、下痢 ・ドレナージ ・腎不全、利尿薬		**Kの排泄量低下** ・腎機能低下 ・急激な塩分制限 ・薬剤の使用

　Kが低値となるとき、高値となるときを考え、患者さんの「いま」を、アセスメントしてみましょう。

電解質別
データから予測できること Mg²⁺

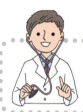
一般的には注目度が低いMgですが、実は、呼吸機能や腎機能に関連しています。

Mg（マグネシウム）のデータから、何がわかるの？

Mgは、Mg^{2+}として、細胞内に豊富に存在しています。しかし、K^+ほどの量は存在しておらず、なかなか注目を浴びにくいのですが、酵素の活性化や、エネルギー代謝などで重要な役割を果たしています。

検査検体	血液（静脈血）、尿
基準値	血清：1.7〜2.6mg/dL 尿：0.02〜0.13g/day
異常値	高値：腎機能障害、Mg製剤の投与など。 低値：長期間の利尿薬投与、吸収不全症候群など。

制酸剤や緩下剤などには、酸化マグネシウムが含まれており、これらの薬剤を使用していると、Mgは高値になります。この状態が続くと、呼吸抑制や、意識障害の原因になります。

一般的に、Mgが2.7mg/dLを超えると、高マグネシウム血症になりますが、Mgの値が高くなるほど、下のグラフのような、様々な身体にとって重要な影響が出てきます。

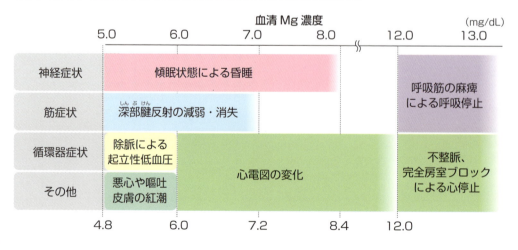

電解質データは、"バランス"が大事

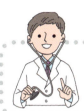

ヒトの身体の中には、多くの電解質が存在しています。これらは、絶妙なバランスを保つことで、ヒトの生命を司っています。

身体の中での電解質のバランス

例えば、多発外傷などで入院する患者さんの場合、出血や末梢組織での虚血、腎機能の低下などにより、電解質のバランスが崩れます。また、術後や外傷、熱傷など、大量の輸液を必要とする患者さんは、輸液後に電解質バランスが大きく崩れることもあります。

それぞれの電解質の働きが悪くなれば、腎不全、呼吸不全、循環不全などを起こし、命に関わることもあります。

看護師としては、全体的なバランスをよく見て、患者さんの「いま」がどのような状態なのか、原因は何か、今後どのような状態に変化していくのか、しっかりとアセスメントする必要があります。

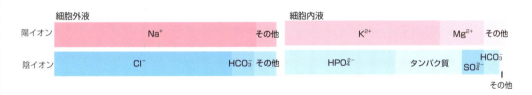

細胞との関係	電解質	生体内でのはたらき
主に細胞外液	ナトリウム（Na^+）	浸透圧の維持、水分量調整など。
	クロール（Cl^-）	NaやHCO_3とのバランスをとる、胃酸の分泌など。
	重炭酸（HCO_3）	血液pH、酸塩基平衡の調節など。
主に細胞内液	カリウム（K^{2+}）	神経伝達、筋肉や心臓の収縮など。
	マグネシウム（Mg^{2+}）	筋肉収縮、骨や歯をつくる、酸素活性化など。

column
人として食べることの意義

　人にはいろいろな「欲」がありますが、「食欲」は大事な「欲」のひとつですよね。きっと、意識が清明なうちは、一番最後まで持っていたい「欲」なのではないでしょうか。
　口から食べることの意義には「唾液を分泌させて、口腔内の衛生を維持する」ことがありますが、「口から食べて、消化管から栄養が吸収されることで、消化管粘膜の萎縮を予防し、胃腸の免疫力を高める」ということもあります。結果的に、感染症の予防にもつながるわけです。
　しかし、ICUに入院後の患者さんはどうでしょうか。自分自身で食べることができない患者さんも、多くいますよね。その場合、ICU入院後24～36時間以内に経腸栄養を始めることがあります（早期経腸栄養といいます）。こうすることで、腸管からの免疫力を高め、感染症を減らし、死亡率を軽減するといわれています。
　でもこれは、胃腸機能に問題がないときだけです。胃腸機能に問題があるときは、中心静脈栄養などにより、必要な栄養分を投与しなくてはいけません。
　いずれにしても、経腸栄養および中心静脈栄養では経腸栄養だと口腔内の衛生が維持できませんので、口腔ケアの重要性が見直されています。「口から食べる」意義の中の「口腔内の衛生」を保つためです。

体温管理をマスターする

・・

ちょっとしたことで変化する"体温"にも変化する"理由"があるんです！

ICUナースの極意！体温を的確に測り、適切な対処をする

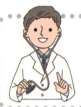
体温管理とは基本的な看護技術の一つですが、だからこそ、「適切な体温測定」が重要ですし、そこから見えてくる「患者さんのいま」を正確に見極めることが必要です。

患者さんはなぜ発熱しているの？

まず「体温」について、どこまで知っていますか？

・人の体温は37±0.2℃、何らかの理由によって体温は1日のうちでも変動する。
・発熱の定義は実はあいまいだが、おおよそ38℃を超えたら「発熱」。
・ICUでは「発熱する」患者さんの方が多い。

　発熱する理由は様々ですが、必ずしも「発熱＝悪いこと」ばかりではないことを、覚えておきましょう。そのうえで、「これから熱は上がるのか、下がるのか」「なぜいま発熱しているのか」「発熱に対して行う処置はあるのか」を考える必要があります。

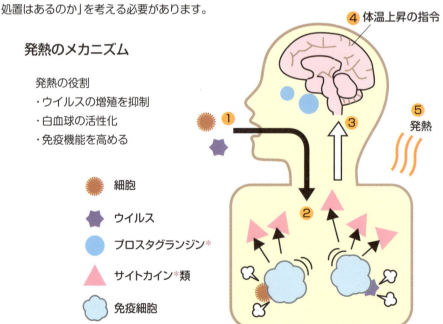

発熱のメカニズム

発熱の役割
・ウイルスの増殖を抑制
・白血球の活性化
・免疫機能を高める

●細胞
★ウイルス
●プロスタグランジン*
▲サイトカイン*類
●免疫細胞

＊**プロスタグランジン**　細胞が損傷を受けたときに生成される物質で、炎症や痛みの原因になる。
＊**サイトカイン**　免疫細胞同士がコミュニケーションをとるための微量なタンパク質の総称。

"体温調節機能の障害"ってどういうこと？

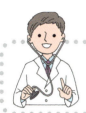

発熱する理由はいろいろありますが、すべてが身体にとって悪いものではありません。ただし、低体温になると、迅速な対応が必要です。

発熱による身体への影響は？

発熱による身体への影響はいろいろありますが、身体にとって良い面と、悪い面があります。

身体にとって良い面	身体にとって悪い面
・リンパ球、好中球が活性化。 ・抗体産生がすすむ。 ・ウイルスや細菌が死滅する。	・呼吸の需要が増える。 ・心筋での酸素需要が増える。 ・不快感が増える。

　一般に、手術後の患者さんや重症患者さんは、身体の中での防御機能の働きもあり、38℃台までは、普通に発熱します。発熱の継続時間は人によって違いますが、あえて積極的な解熱をしなくても、予後には影響ありません。

　ただし、人の身体は、**42℃を超えるとタンパク質の変性が始まる**といわれていますので、これ以上の高熱が続くと、**生命維持が難しい状態**であるといえます。

低体温が続くとき

低体温は、35℃以下の状態が続くことをいいます。低体温のときは、

30℃以上あるとき：電気毛布や加温マットなどで、外から温める。
30℃以下のとき　：人工心肺を使い、血液から加温する。

ことが必要です。

重度の低体温のときは、身体の外から温めると、低酸素やショック状態になり、危険なのです。

体温はどこで測るべき？

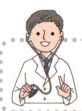
最も「患者さんのいま」を把握するのに適しているのは、中枢温です。その中でICUで測定しやすいのは、「膀胱温」です。

体温測定に良い部位は？

基本的には、毎回同じ部位で測ります。また、部位によっては信頼性があまり高くないので、ICUでの体温測定部位としては、あまり適切とはいえません。何らかの理由で、他の部位が測定できない場合のみ、末梢温で測定します。

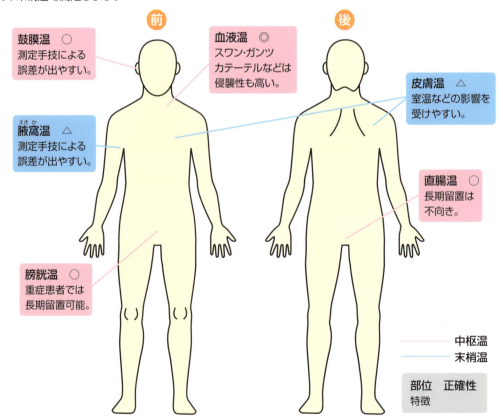

前（図）
- 鼓膜温 ○ 測定手技による誤差が出やすい。
- 血液温 ◎ スワン・ガンツカテーテルなどは侵襲性も高い。
- 腋窩温（えきか） △ 測定手技による誤差が出やすい。
- 膀胱温 ○ 重症患者では長期留置可能。

後（図）
- 皮膚温 △ 室温などの影響を受けやすい。
- 直腸温 ○ 長期留置は不向き。

―― 中枢温
―― 末梢温

部位　正確性
特徴

前回と違う部位で測定した場合、体温に誤差が出ますので、測定部位も一緒に記録しておきましょう。

体温はこうして測る①
腋窩温・鼓膜温の場合

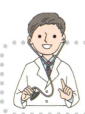

ICUでの体温測定部位としては、あまり適切ではありませんが、測定しやすく、一般病棟では最も測定することが多い部位です。

腋窩での正しい体温測定

1　腋窩のくぼみの中央に、斜め下から体温計の先端をあてる。
2　体温計を、体軸に対して30度に調整し、脇をしっかり閉じる。
3　実測式の体温計は10分以上、予測式は電子温が鳴るまで測定する。

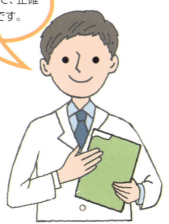

予測式の電子体温計は、数分で測定できますが、意識のない患者さんの場合は、ずっと押さえていないといけないので、正確に測定するのは難しいです。

体温はこうして測る②
血液温の場合

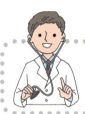
血液温の測定は、スワン・ガンツカテーテルのセンサーで測定することができます。

✚ どこを見れば良いの？

スワン・ガンツカテーテル（59ページ参照）を挿入している患者さんの場合、血液温はモニターに表示されています。他の数値などのデータに比べて、非常に小さく表示されていることが多いです。モニターによって表示される位置も違いますので、しっかり確認しましょう。

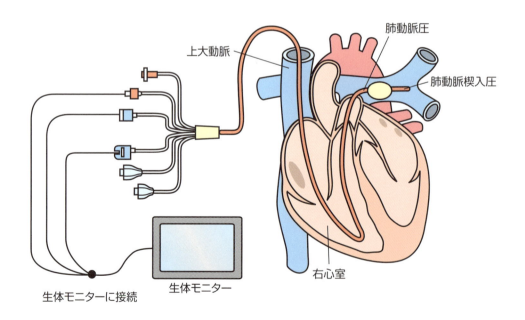

出典：『はじめてのICU看護』（石井はるみ、メディカ出版）を参考に作成

体温はこうして測る③
直腸温・食道温の場合

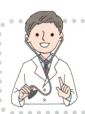
直腸温と食道温は、同じセンサーを使って測定することができます。しかし、直腸に挿入したものを食道に挿入することはできないため、あらかじめ、どちらで使用するセンサーなのかが、区別されています。

どうやって測定するの？

一般的な生体モニターにも、直腸温（あるいは食道温）を表示する機能が付いているものがあります。

直腸温	肛門から5〜8cm程度挿入する ➡ 深すぎると穿孔の可能性大！
食道温	口腔から15cm〜18cm程度、食道内へ挿入する。

　どちらの場合も、挿入時は**穿孔**（せんこう）に十分注意しなくてはいけません。これらはすべて成人の場合ですので、小児や、体格が小さい高齢者などは、より短く挿入します。
　食道温は、大動脈温に近い温度になり、信頼性が高いといえます。
　一方の直腸温は、食道温よりも少しだけ高めに測定されるようです。理由はいろいろありますが、直腸は腸内のガスや糞便の影響を受けることもその一つです。
　また、手術中はベッドと患者さんの間に加温用のマットを敷いているため、手術中の直腸温は、実際よりも少し高めに記録されています。

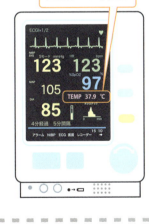
直腸温または食道温

いずれにしても、患者さんの苦痛が大きい測定方法のため、意識のある患者さんでは、難しい測定方法です。

ベテランナースからのアドバイス

体温はこうして測る④
膀胱温の場合

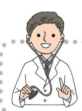

膀胱温は、尿道カテーテルに付属しているセンサーで測定します。

どうやって測定するの？

センサー付きの尿道カテーテルを挿入し、センサーは生体モニターへ、尿道カテーテルは採尿バッグへ接続します。

膀胱温測定のメリット

膀胱温測定のメリットは、以下のとおりです。

- 手技による差が出ないため、正確性が高い。
- 重症患者さんは、連続的で長期間の測定が可能。

生体モニターを確認することで、体温を確認できます。

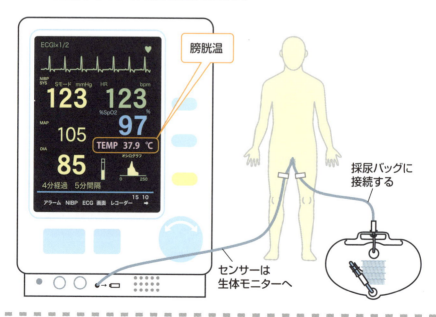

体温調節機能の状態を予測する

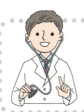

人の身体は、一定の温度（セットポイント）になるよう、脳内視床下部で調整しています。しかし、何らかの理由によって、セットポイントが変わると、それに合わせて体温が変動します。

体温が変動するのは、どんなとき？

高体温が続くとき

高体温となる疾患は右表のとおりですが、低体温となる病態には、次のようなものがあります。

- **呼吸器系**　除呼吸
- **循環器系**　除脈、不整脈、血圧低下
- **中枢神経系**　昏睡
- **その他**　血糖異常、膵炎

中枢神経系	脳梗塞、脳出血、くも膜下出血
循環器系	心筋梗塞、心外膜炎
呼吸器系	肺梗塞、無気肺、ARDS
消化器系	虚血性腸炎、消化管出血、膵炎、肝炎、肝硬変、副腎不全
血管系	深部静脈血栓
その他	Drug fever、造影剤使用、悪性腫瘍、輸血、拒絶反応・手術

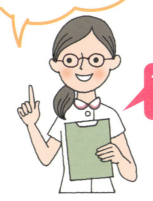

いずれにしても、高体温が続くのは何らかの原因があります。
その他のデータも合わせて、総合的に原因を探ることも必要です。

ベテランナースからのアドバイス

column 異常な熱型もチェック！

発熱のパターンにはいろいろありますが、ICUで特に気を付けたいのが、感染による異常な熱型です。

中でも、「弛張熱」は、1日の体温差が1℃以上あり、低いときでも37℃以下になることはありません。敗血症などでみられる熱型であり、迅速で適切な対応が必要となります。

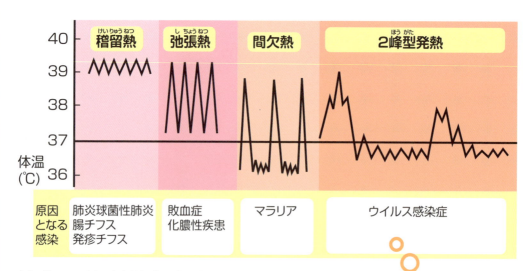

出典：『知ってて安心　急変対応』（尾野敏明・菅原美樹・道又元裕、照林社）を参考に作成

> 単に「高熱」になるだけではありません。
> 熱型は感染源によっても変わりますので、高熱がどれくらい続くのか、再び上がりはじめるまでの間隔はどうかなど、継時的な観察が必要です。

薬を使って体温を下げる

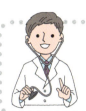 薬による解熱は、体温のセットポイントを低下させます。ICUの患者さんは鎮静下にあることも多いですが、鎮静下あるいは麻酔下になくても、体温低下が期待できます。

どんな薬を使って、体温を下げるの？

使用する薬は主に、アセトアミノフェンあるいはNSAIDsです。

アセトアミノフェン	解熱・鎮痛効果があるが、抗炎症効果はほとんどない。
NSAIDs	ステロイドを含まない抗炎症薬の総称で、解熱・鎮静作用がある。

2つの薬の違いとは？

どちらも、発熱に対する「セットポイントを下げる」働きがありますが、作用機序が違うため、薬の効果にも違いがあります。

	アセトアミノフェン	NSAIDs
作用するところ	中枢	中枢および末梢
抗炎症作用	ない	ある
痛みを抑える作用	ある	ある
胃腸障害	ない	ある

　アセトアミノフェンは、妊婦・小児・喘息のある患者さんにも使用できますが、炎症を抑える効果は期待できないため、術後の患者さんや感染による発熱には、あまり大きな効果が期待できません。
　ただし、喘息があるなどの条件によって、成人でもアセトアミノフェンを使用することがあります。いずれにしても、**適量を適切に投与すること**が重要です。

クーリングで体温を下げる

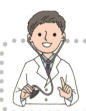

患者さんの病状や、発熱の状態によっては、クーリングで熱を下げることもあります。

薬による解熱とは、何が違うの？

クーリングによる解熱は、鎮静下にある患者さんにとっては、効果的な体温低下作用があります。

クーリングをおさらい！

クーリングには、冷風を送る、氷嚢や冷水マットで冷却するなどがあります。効果的なクーリングを行うためには、6か所の動脈を冷やします。

ただし、鎮静下にない ＝ 意識のある患者さんの場合、クーリングによるデメリットもあります。

- セットポイントを下げるわけではない。
- クーリングにより寒冷反応（シバリング、立毛筋収縮など）を起こす。
- 寒冷反応が起きた場合、解熱は効果がなくなる。
- 酸素消費量などが増大し、苦痛が強くなる。

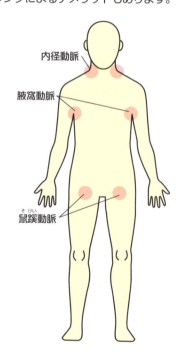

クーリングは、実施するタイミングの見極めが重要です。鎮静下にある患者さんの場合、これらの反応は起きにくいため、有効性はありますが、感染症の患者さんの場合は、クーリングによって身体の中の防御反応を抑制してしまう可能性もあるため、注意が必要です。

感染による熱は下がらない？

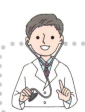
多くの場合、感染による発熱は、身体の中での防御反応の活性化により起きています。

感染すると、どうして発熱するの？

感染すると、右のようなメカニズムで発熱していると考えられています。

つまり、感染による発熱は、身体にとって必要な防御反応なのです。解熱効果のある薬によって、一時的に熱が下がるように見えますが、感染を起こしている原因を断たない限り、薬の効果が切れてしまえば、再び発熱することになります。

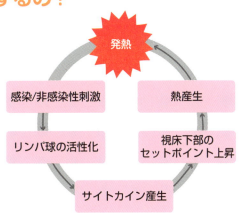

感染による熱は、下げない方が良いの？

ICUで見られる「感染による発熱」には、次のようなものがあります。

中心ライン関連血流感染（CLABSI）	中心静脈カテーテルなどによる感染。
人工呼吸器関連肺炎（VAP）	挿管チューブなどを介して起こる肺炎。
尿路感染症（UTI）	尿道カテーテルを介して起こる膀胱炎など。
クロストリジウムディフィシル感染症（CDI）	腸内細菌が作る毒素による感染。

これらの感染による発熱で、39.5℃を超えるような場合は「解熱による予後の改善」が期待できます。それ以下の場合は、まずは発熱の原因を調べ、適切な治療を行うことが優先されます。

術後患者さんの体温管理は、ココを見てこう考える

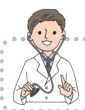

手術後の患者さんは、ほとんどの場合、術後数日間は発熱します。

 手術を受けると、どうして発熱するの？

手術後の発熱の理由は、大きく分けて2つのことが考えられます。

- 手術そのものによる発熱。
- 全身麻酔による発熱。

手術そのものによる発熱
手術による侵襲が大きいほど、発熱する割合が高くなり、熱が高くなる傾向があります。

全身麻酔による発熱
全身麻酔下で手術を受ける患者さんは、

- 麻酔により、セットポイントが少し高めに設定される。
- 開腹や開胸などにより、身体全体が冷える。

という状況にあります。手術後、麻酔覚醒のときには、

- いったん弛緩していた末梢血管が収縮する。
- 体温のセットポイントに合わせて熱を産生する。

という反応が起き、多くの場合、シバリングが起こり、発熱します。

ここまでは普通の反応であり、それによって術後72時間くらいは、38℃程度まで発熱しますが、**術後感染がなければ、自然に熱は下がってきます**。ただし、**それ以上の高熱が72時間以上続く場合は、何らかの感染を起こしている可能性がありますので、迅速かつ適切な処置が必要**です。

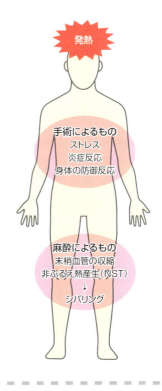

手術中の体温変化を見てみよう

　手術中の記録って、じっくり見たことありますか？
　手術中、特に侵襲の大きな開腹手術などは、よくみると体温が変動していることがあります。
　麻酔の影響もありますが、手術手技によるものもあります。
　例えば、全身麻酔による影響は「麻酔導入から全身麻酔開始後およそ1時間で、一気に1℃くらい下がる」ことがよくあります。

　また、侵襲の大きな開腹手術の場合は、「開腹後と腹腔内洗浄後」で、体温が下がります。
　手術終了時に少しだけ上がることもありますが、体温が低いまま麻酔を覚醒させると、強いシバリングが起き、少しだけ上がることがあります。結果的に、入室前よりも1℃以上の体温低下がみられることが多いようです。
　ICUへの帰室（入室）時は、患者さんの保温も重要なケアの1つになることが分かりますね。

memo

感染管理をマスターする

命に関わることもある"感染"を知り、的確に対応できるようになりましょう！

"感染"は、どうして起こるのか

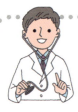
感染を知り、感染を予防し、万が一の感染に的確に対応するのがプロ！ICUに限らず、看護師の重要な仕事の一つとして、感染予防があります。「患者さんが感染することを防ぐ」だけではなく、自分自身も「感染から身を守る」ことも必要です。

✚ 感染症は、どうやって「発症」するの？

まずは、「感染」と「感染症の発症」について、見てみましょう。

感染と発症の違い

感染したからといって、すべてが「感染症を発症」するわけではありません。感染すれば、ある程度の「感染兆候（116ページ参照）」はありますが、ここで食い止めることができれば、患者さんの状態は軽快します。でも、そうはいかないのがICUの患者さんです。

様々な原因により免疫機能が低下しているため、感染に打ち勝つことができず「発症」すると、さらに病状は悪化します。

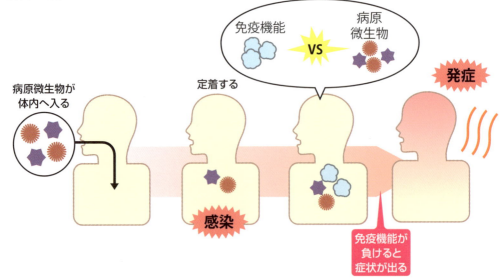

感染すると、カラダはどうなる？

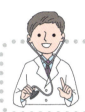

「感染」が起こると、カラダの中では、様々な防御反応（免疫反応）が起きています。

感染したとき、カラダの中では何が起きているの？

まずは、免疫に関係する「細胞」を思い出してみましょう。

免疫反応の仕組み

免疫反応は、次の3つのSTEPで、感染から守ろうとしています。

STEP1	カラダの中に入り込んだ病原体を、マクロファージやナチュラルキラー細胞が攻撃し、マクロファージはその情報を、他の免疫細胞に伝える。
STEP2	情報を受け取ったヘルパーT細胞は、B細胞に抗体産生を、キラーT細胞に攻撃準備を命令する。
STEP3	病原体が優勢の場合、キラーT細胞も攻撃を行う。

免疫機能の関係する主な細胞

マクロファージ	病原体なら何でも食べる、他の免疫細胞に病原体の情報を知らせる。
好中球	主に細菌やカビを食べる、創口（そうこう）からの膿は、これと細菌などの死骸。
ナチュラルキラー細胞	殺傷力が高く、常に体内を巡って、病原体や感染細胞を見付けると、直接殺す。
ヘルパーT細胞	免疫機能の司令塔、マクロファージからの情報を元に抗体産生の指令も出す。
キラーT細胞	普段は活動停止し、有事のときのみ、より強力な攻撃力を発揮する。
サプレッサーT細胞	過剰攻撃を抑制し、免疫反応を終了に導く。
B細胞	武器となる抗体を産生、病原体を記憶し、次に同じ病原体が来たとき、それに合う抗体を産生。

　この免疫細胞たちが十分に働くためには、ある程度の体温が必要なため、感染が起こると発熱します。さらに、感染が起こっている部位では、免疫細胞や病原体の死骸が出ますので、膿ができ、それによって「腫れ」や「発赤」が起こります。

よく耳にする"感染兆候"って？

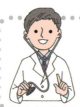
感染したかどうかは、カラダの外からはわかりません。しかし、感染が起こったときは、カラダは様々な反応をしているため、その兆候がわかることもあります。

感染すると、カラダにはどんな兆候があるの？

感染すると、カラダには「感染5兆候」と呼ばれる兆候が見られます。

感染5兆候：発熱、発赤、疼痛、腫脹、機能障害

感染が起きている部位によって、実際に見えてくる症状は変わります。

感染による症状が出るしくみ

- **発熱** ：免疫細胞を活性化させるために体温が上がる、あるいは感染によってセットポイントが変わるために起こる。

- **発赤・疼痛・腫脹** ：感染が起きた部位で免疫細胞 vs 病原体の戦いが起こることで腫脹し、発赤や疼痛が起こる。

- **機能障害** ：感染により、本来の機能が働かなくなり、機能障害が起こる。

　例えば「創部」で感染が起こると、全身の発熱だけではなく、創部の熱感やその他の症状が見えてきます。カラダの表面なのでわかりやすいですね。
　「呼吸器」や「消化器」で感染が起こると、カラダの外からは見えませんが、局所的には、同じような反応が起こっています。病原体が優勢になると、病原体は血液に乗り全身を巡ります（敗血症）。すると多くの臓器で機能障害が起こるようになり、多臓器不全という重篤な状態になります。

ICUでの感染リスク 家族が持ち込むケースとは？

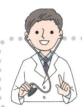

ICUでは、医療従事者がどれだけ気を付けていても、家族により持ち込まれた病原菌で、他の患者さんまで感染することがあります。

家族が持ち込んだ病原菌による感染って？

ICUで特に問題となる感染症には、次のようなものがあります。
いずれも、病原菌に汚染された空気や物体からの感染や、医療者の手指を介した感染です。

- **人工呼吸器関連肺炎（VAP）**
- **カテーテル関連血流感染症**
- **尿路感染症**

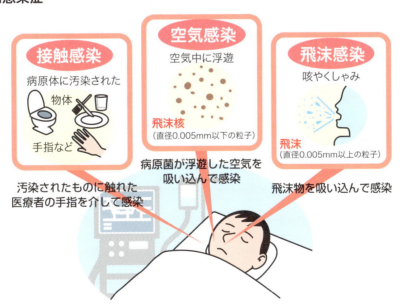

家族への対応

ICU内の空気や物体の汚染を防ぐため、患者さんの家族が入室するときは、**ガウン**や**マスクの着用**、**手指消毒の徹底**、**面会時間の短縮**などの対策が必要です。

感染したかも？
まずはココをチェック

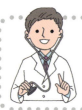

病原菌は目に見えないため、医療者がどんなに気を付けていても、いつの間にか感染します。特にICUの患者さんは、免疫機能が低下しているため、感染しやすくなっています。

看護師の「観察」でわかることは？

まずは、「ふつうとは違う」ことに気付くかどうか、です。

感染が起こると感染5兆候（116ページ参照）と呼ばれる症状がみられるようになります。
特にICUの患者さんで問題になるのは、呼吸器、カテーテル挿入部、尿路です。ICU入室後、48時間以内に以下のような症状が見られると、ICUでの院内感染が起きた、ということになります。

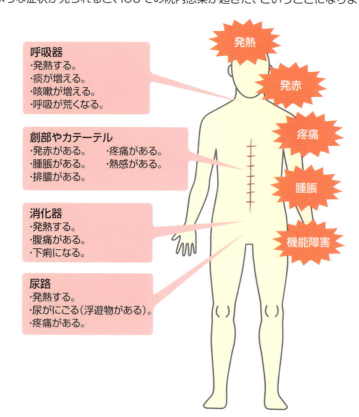

呼吸器
・発熱する。
・痰が増える。
・咳嗽が増える。
・呼吸が荒くなる。

創部やカテーテル
・発赤がある。　・疼痛がある。
・腫脹がある。　・熱感がある。
・排膿がある。

消化器
・発熱する。
・腹痛がある。
・下痢になる。

尿路
・発熱する。
・尿がにごる（浮遊物がある）。
・疼痛がある。

感染の状態を予測する

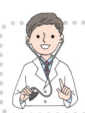

ICUの患者さんは、疾患や手術などにより、多くの侵襲をカラダに受けています。さらに「感染症を発症」すると、肺血症から多臓器不全に繋がる、危険な状態になります。

感染症を発症すると、すぐに敗血症になるの？

カラダに何らかの侵襲を受けると、免疫機能がつくり出すタンパク質（サイトカイン）が放出され、血液にのって全身を巡り、全身的に「何となく炎症を起こしている状態」になります。これを**SIRS（全身性炎症症候群）**といいますが、感染症、敗血症、SIRSには、次のような関係があります。

感染症
病原菌やウイルスなどの病原体がカラダに侵入して引き起こされる状態

敗血症
感染によって誘発されたSIRS

SIRS
カラダへの侵襲によって引き起こされる全身性の炎症反応

重症敗血症
敗血症性ショック
多機能不全　へ

「感染しているかも？」は、まず感染5兆候を確認します。さらに、

体温	36℃以下、あるいは38℃以上。
心拍数	1分間に90回以上。
呼吸数	1分間に20回以下、またはPaCO$_2$が32Torr以下。
白血球数	白血球数：1200/mm^{3}または4000mm^3、または未熟型白血球10％以上。

このうち、2つ以上が該当したら、「SIRSの状態になっているかも？」と考えます。

ICUでの感染はこうして防ぐ

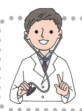

ICUの患者さんは、様々な理由により感染を起こしやすく、一度感染を起こすと、病態の重症化、治療や処置の増加による侵襲、カテーテル留置期間の延長など、さらに感染しやすい状況になります。

どうすれば、感染を起こさないようにできるの？

最も重要なのは、患者さんへの**感染経路を断つ**ことです。

具体的には、

- **患者1処置ごとの手指消毒または手洗いを行う。**
- **滅菌物を適切に取り扱う。**

ことが重要です。

さらに、自分自身が病原体の媒介とならないためには、

- **マスク、手袋、ゴーグル**などで、**自分自身を感染から守る。**

ことも、重要になります。
そのうえでさらに、栄養状態や免疫機能の維持、安静の維持を考えます。

ICUでの感染予防は医療者自身を守るだけではなく、患者さんへの伝播も予防します。

ベテランナースからのアドバイス

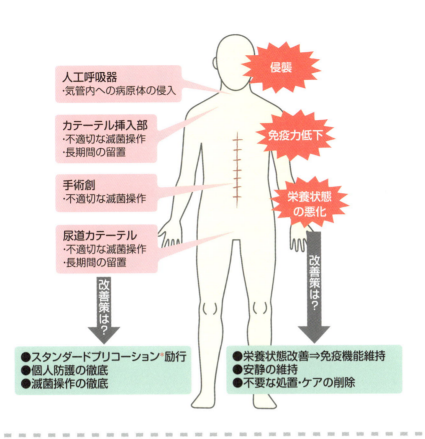

column

感染予防と半袖白衣の関係？

　みなさんはICUで働いているとき、半袖を着ていませんか？　もしも看護師のユニフォームが長袖だったら……手洗いや手指消毒のとき、ジャマになりませんか？

　現在はどこの病棟でも、「1処置が終わったら手洗いと手指消毒」が基本になっていると思います。でも、この考え方が初めて提唱されたのは、1996年頃。それ以前には、長袖の白衣がありましたし、カーディガンを着ている看護師もたくさんいました。当時はまだ、「すべての血液、体液、分泌物、損傷のある皮膚・粘膜は、感染源になりえる」とは考えられていなかったのですね。

　ICUの患者さんは、とても感染しやすい状態にあります。感染予防という観点からみても、半袖のユニフォームは必要なのですよ。

＊**スタンダードプリコーション**　感染予防策のひとつで「すべての血液、体液、分泌物、損傷のある皮膚・粘膜は、感染源になりえる」とう原則のもとに行われる「標準予防策」のこと。

感染したら、何をすれば良いの？

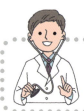

ICUでの感染は、**重症化させないこと**、**長引かせないこと**、**さらなる感染を起こさないこと**が重要です。

感染しているときは、どうすれば良いの？

上記の3つのポイントを、さらに詳しくみてみましょう。

重症化させない。

●**異常の早期発見**
　感染5兆候（116ページ参照）のほか、不穏・傾眠傾向、頻呼吸、頻脈・血圧低下、尿量の減少などが見られますので、早期発見して適切な対処を行うことが必要です。

長引かせない。

●**適切な薬剤による治療の追加、カテーテル交換など**
　感染部位にもよりますが、感染源がカテーテルならば抜去や交換が必要ですし、さらには抗菌薬の投与なども行われます。

さらなる感染を起こさない。

●**感染予防策（スタンダードプリコーション、個人防護、適切な滅菌操作）の徹底**
　感染することでさらに「感染しやすい」状態になりますので、感染予防策は徹底します。

これらのポイントを踏まえながら、アセスメントや看護計画の立案を行いましょう。

薬剤による治療とは？

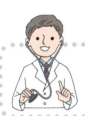

感染が疑われた場合、まずは抗菌薬の投与が行われます。

どんな抗菌薬を使うの？

感染源となる病原菌により、適切な薬剤は変わってきます。しかし、病原菌の特定には時間がかかるため、感染している患者さんを放っておくことはできません。

そこで行われるのが、**De-escalation**という抗菌薬の投与方法です。

病原菌を特定し、適切な抗菌薬を決めるためには、その指標となるデータが必要です。これが、

- 細菌培養検査
- 薬剤感受性検査

のデータになります。

デ・エスカレーション De-escalationの流れ

とりあえず
より広範囲の病原菌に効果のある「**広域な抗菌スペクトル**」のものを投与する。

→ 病原菌の同定 →

病原菌が同定できたら
その病原菌により効果のある「**狭域な抗菌スペクトル**」のものを投与する。

感染を鎮めるためには、感染源となる病原菌を、カラダの外に出せば良いのです。例えば、感染部位が腹腔内の場合は、抗菌約治療の他に、腹腔ドレナージなどで、早期回復が期待できます。

※De-escalation:小さなことから大きくなることをエスカレーション（エスカレートする）というが、これはその逆なので、デ・エスカレーションという。

感染時に必要な処置やケアとは？

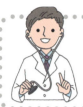

感染を鎮めるためには、感染源となる病原菌を、カラダの外に出せば良いわけです。例えば、感染部位が腹腔内の場合、腹腔ドレナージ*により、早期治癒が期待できます。

どんな処置が必要なの？

- 感染源が、カテーテルなどの場合：抜去、または交換。
- 感染源が、腹腔内にある場合：腹腔ドレナージ。
- 胸腔内に膿瘍がある場合：胸腔ドレナージ。
- 手術創や熱傷、外傷の場合：適切な消毒、ドレッシング。

適切な滅菌操作を行うこと！

看護師が行うケアは？

上記のような処置は、医師の指示によるものですが、看護師が行うケアもいろいろあります。

- 薬物を確実に投与する、適切な吸引を行う。
- 安楽な体位の工夫。
- 環境整備や、カラダの清潔維持に努める。
- 頻回な観察を行う。

*ドレナージ　体内にある余分な水分や血液・体液などを体外へ排出させること。

ショック症状を見抜けるか

ショック状態になっているときは、右のような症状が確認できます。これらを見付けたら、まずはバイタル測定。さらにドクターコールをします。

ドクターコールの例

「血圧80mmHg以下、脈拍1分間に100回以上、顔面蒼白で末梢の冷感があります」

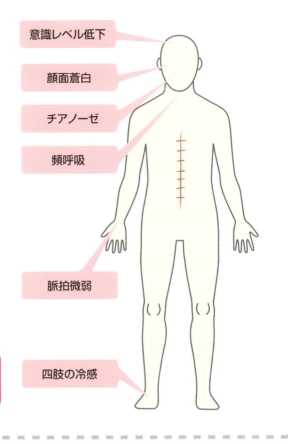

- 意識レベル低下
- 顔面蒼白
- チアノーゼ
- 頻呼吸
- 脈拍微弱
- 四肢の冷感

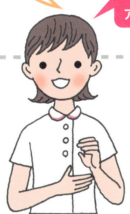

測定した時間、前回からの変化も、一緒に伝えます。

先輩ナースからのアドバイス

6 感染管理をマスターする

memo

chapter 7

IN／OUT管理を
マスターする

水分バランスの基礎から、ICUでの透析までIN／OUT管理をマスターしましょう！

人のカラダの正常な反応、IN／OUTを理解しよう！

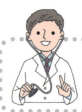

基本的には、INの量とOUTの量はイコールです。このバランスが崩れると、カラダの中では様々な反応が起こっています。

尿量の変化とカラダとの関係

まずは、ヒトのカラダで必要とされる水分量と、カラダから出ていく水分量を見てみましょう。

1日にどれくらいの水分が、出たり入ったりしているの？

体重から計算するとかいろいろありますが、成人であれば、おおよそこれくらいです。

- 健康な成人であれば代謝分はあまり変わらない。
- 水分摂取量が増えれば、尿量や不感蒸泄が増える。
- 水分摂取量が減れば、尿量が減る。

という特徴があります。

IN	OUT
代謝から 300mL	便として 100mL
食物から 700mL	不感蒸泄 900mL
水分として 1,500mL	尿として 1,500mL

IN 合計 2,500mL ＝ OUT 合計 2,500mL

病状によって、バランスが崩れると？

IN＝水分摂取量と、OUT＝水分排泄量のバランスが崩れると、

> 水分摂取量＞水分排泄量＝体液量増加（浮腫）➡ 血液量増加 ➡ **血圧上昇**
> 水分摂取量＜水分排泄量＝体液量低下（脱水）➡ 血液量減少 ➡ **血圧低下**

が起こります。例えば、下痢や発熱のときは、不感蒸泄量と便としての排泄が増え、OUTの合計が多くなりますので、そのぶん、INを補う必要があります。

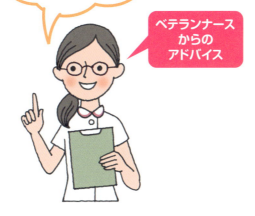

下痢や発熱のときのOUTは測りにくいものですが、予想以上に水分は失われています。

ベテランナースからのアドバイス

バランスは、1日のデータでしっかりチェック！

　IN/OUTのバランスのチェックは、看護師の大事な仕事のひとつです。ICUの患者さんはある程度管理されていますが、1日あたり、どれくらいの水分や栄養素を取り込んで、どれくらい排泄しているのか、1回の勤務時間帯だけでは、判断が難しいのではないでしょうか。
　IN／OUTのバランスは基本的に、1日単位でバランスが崩れていないかを考えます。自分が観察したデータなどを記録するときには、その前の24時間のデータから計算する癖を付けておくと、バランスの崩れに早く気づくことができます。

尿量が変化する タイミングとは？

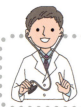

尿量は、多すぎても少なすぎてもいけません。尿量が明らかに変化するときは、何かしらの原因があります。

尿量は、どうして変化するの？

正常な尿量を中心に考えてみます。

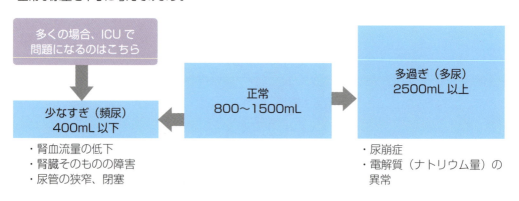

多くの場合、ICU で問題になるのはこちら

少なすぎ（頻尿）
400mL 以下
・腎血流量の低下
・腎臓そのものの障害
・尿管の狭窄、閉塞

正常
800〜1500mL

多過ぎ（多尿）
2500mL 以上
・尿崩症
・電解質（ナトリウム量）の異常

腎臓はとっても働きもの！

腎臓は、大きく分けて4つの機能を持っています。これらが正常に働くことで、恒常性（カラダの状態を一定に保つこと）を維持しています。しかし、どれか一つでもバランスが崩れると、腎臓の機能は低下し、恒常性が維持できなくなります。

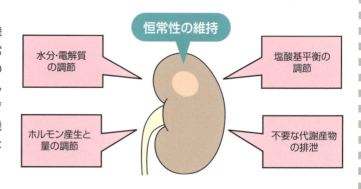

恒常性の維持
- 水分・電解質の調節
- 塩酸基平衡の調節
- ホルモン産生と量の調節
- 不要な代謝産物の排泄

尿量が極端に少なくなるのはこんなとき

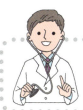

ICUの患者さんの場合、尿量がとても多くなることもありますが、どちらかというと「尿量が少なくなる」ことが問題となります。

 尿量が少なくなるとき、患者さんはどんな状態？

尿量が極端に少なくなる場合には、

A：尿はつくられるが、出て来なくなる場合。
B：尿そのものがつくられなくなる場合。

があります。

このうち、Aは「尿閉（にょうへい）」といって、尿道の閉塞など、物理的な要因といえます。
しかしBの場合は、尿がつくられなくなる原因によって、治療内容が変わってきます。

いずれの場合でも、尿毒症の症状が出てくれば、血液浄化療法（透析）が必要になりますが、その前に、それぞれの状況に応じた治療を行うことが、第一選択となります。

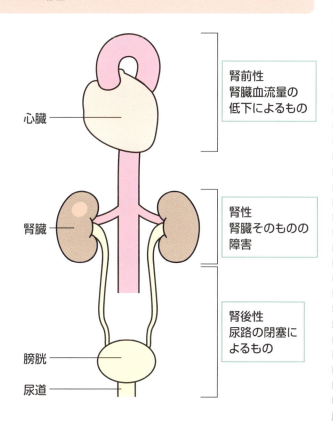

ホントは怖い急性腎不全

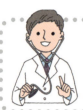
数時間から数週間単位で、急激に腎機能が悪くなってしまうことを「急性腎不全」といいます。適切な治療により回復することもありますが、生存率は50％といわれています。

 急性腎不全になると、患者さんはどうなるの？

カラダ全体の「恒常性」が維持できなくなり、老廃物を体外へ排出できなくなります。

- BUN（尿素窒素）：体内のたんぱく質の老廃物。
- 血清クレアチニン：筋肉の動きによって生じる老廃物。

また、カラダにとって多すぎてはいけないカリウム（K^+）も腎臓から排出される物質ですが、これもカラダの中に残ってしまうので、様々な影響があります。

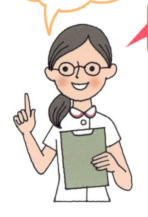

早期発見と早期治療が、予後のカギをにぎっています。

ベテランナースからのアドバイス

急性腎不全の経過

　急性腎不全になると、一時的に尿量が変化する（発症期）だけではなく、BUNが急に増加する時期があります（乏尿期）。このときに適切な治療が行われないと、患者さんは死亡する可能性があります。特に、腎前性腎不全と腎性腎不全は、原因の除去と「腎不全の管理」が重要です。

　「腎不全の管理」とは、栄養管理や、水・電解質管理もありますが、場合によっては**血液浄化療法**が必要です。

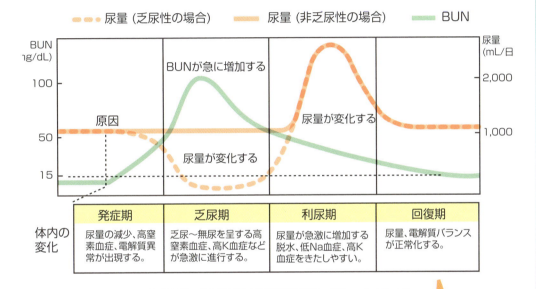

出典：『病気がみえる　Vol.8　腎・泌尿器　第2版』（医療情報科学研究所、メディックメディア）

> 急性腎不全は一般的に
> ・乏尿（あるいは無尿）
> ・血性クレアチニン値上昇
> ・GFR（糸球体ろか量）の低下
> などで気付きます。
> ナースはまず、「おしっこがちゃんと出ていない」ことに気付くことが重要です。

超緊急！ ICUで行う血液浄化療法

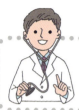

血液浄化療法は、透析室だけで行うわけではありません。ICUに入院中の患者さんが急変した場合は、ICU内で行うこともあります。

✚ 血液浄化療法って何？

血液の中にある老廃物や病因物質など、有害な物質を排出させ、血液を正常化する治療法です。大きく分けて、CHDF（持続的血液ろ過透析）と、PE（血漿交換）があります。

● CHDF
ダイアライザー（透析器）の中へ血液を循環させることで、その周囲にある透析液との間で、不要な物質を取り除く方法で、K^+、Ca^{2+}、尿素、尿酸などを排出する。

● PE
血漿分離機の中に血液を循環させ、血漿と病因物質を取り除き、新しい血漿を補充して、血液をカラダに戻す方法で、免疫グロブリン*や多くのたんぱく質などを排出する。

2つの目的の違いをしっかりおさえておきましょう。

ベテランナースからのアドバイス

***免疫グロブリン** 抗体の本体で、形状によって5種類ある。

CHDFとPE適応の違い

どちらも、血液をキレイにする方法ですが、適応が違います。

CHDFの適応
- 急性腎不全
- 急性肝不全
- 急性膵炎
- 急性呼吸窮迫症候群
- 敗血症
- 多臓器不全
- 水分電解質異常
- 急性薬物中毒

PEの適応
- 肝不全
- 急性膵炎
- 血栓性血小板減少性紫斑病
- 血性尿毒症
- 膠原病急性憎悪
- 薬物中毒

一般的に急性腎不全の場合は、CHDFが適応になります。

方法としては、専用のカテーテル（バスキュラーアクセスなどと呼ぶ）を、内径静脈や大腿静脈へ留置し、血液を体外へ出し、透析器に腎臓の代わりをさせ、血液をカラダに戻します。

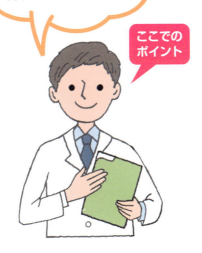

ここでのポイント

患者さんにとってはかなり侵襲が大きな処置ですが、命に関わるので、正確に、安全に、そして速やかに行う必要があるのですね。

超緊急！ ICUで血液浄化療法を行う患者さんはまずコレを見る

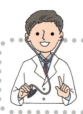

血液浄化療法を行うときは、とても多くのことを「見る」必要があります。

 ## 何に気を付けていれば良いの？

　まずは、当たり前ですが「バイタルサイン」です。特に、血圧の値、脈拍数、心電図モニターの波形には、十分注意します。

　血圧低下、頻脈や不整脈などは、カラダから引き出す水の量＝除水量が多すぎるときに見られ、機器の設定変更や、薬剤の投与が必要になります。

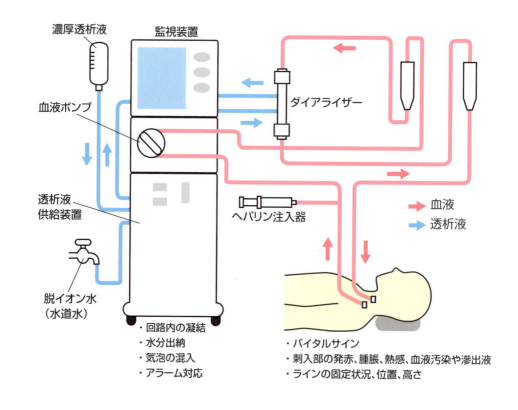

超緊急！ ICUで血液浄化療法を行う患者さんはどんな状態？

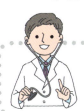

血液浄化療法を行っている患者さんは、かなり重篤な場合が多いです。

どんなことに気を付けていれば良いの？

　ここでは、急性腎不全を例にしていますが、他にも、肝臓、膵臓などの臓器が障害を受けているとき、あるいは多臓器不全など、全身の臓器に大きな機能障害を受けていることを念頭に置きましょう。
　CHDFは、循環動態に与える影響を最小限にするため、連続的かつ緩やかに、除水や電解質補正を行います。

CHDFの適応

- 急性腎不全
- 急性肝不全
- 急性膵炎
- 急性呼吸窮迫症候群
- 敗血症
- 多臓器不全
- 水分電解質異常
- 急性薬物中毒　　など

- 人工透析：1回にかかる時間は4時間程度。
- CHDF　：1回にかかる時間は24時間連続、場合によっては数日間かかる。

　「連続的かつ緩やかに」なので、CHDFでの血液流量は、1分間に80～100mL程度。他にも設定条件はありますが、1時間に除水できるのは、わずか0.05L程度です。1日でも1.2L程度ですから、腎不全の病状が悪いほど、CHDFにかかる時間も長くなります。

血液浄化療法を行う患者さんへの様々な"配慮"

本人への配慮
○苦痛の軽減：24時間連続で「動けない」ので、体位には十分気を付ける。
○アラーム対応：モニターだけではなく、回路の状態、血液がきちんと流れているか、回路の曲がりなどはないかなど、適切な進行を妨げる原因を追究・改善する。

家族への配慮
○患者さんは重篤な場合が多く、家族も不安が大きいため、医療者の言動には十分気を付ける。
○不安が強いと感じたら、医師からの説明を促すなど、不安の緩和に努める。

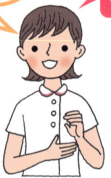

多くのカテーテルやモニターを付けるので、一気に重症度がアップして見えます。不安の緩和も大事なケアのひとつです。

先輩ナースからのアドバイス

ちょっと休憩 ダイアライザーのしくみ

　血液浄化療法で使用される「ダイアライザー」の中身って、見たことありますか？
　ダイアライザーは、「人工の腎臓」の役目をしており、血液浄化療法を行っている間はこの中は透析液で満たされています。
　そして、ダイアライザーの中身の白く見える部分に、血液が流れることで、**拡散**という現象を利用し、血液から余計な老廃物を取り出しています。

　ダイアライザーの中身である「白い部分」は、**約1万本の細い筒状の糸**でできています。この糸のことを、筒状であることから中空糸と呼んでいます。**中空糸**を拡大すると、無数の小さな穴があいており、ここから血液中の老廃物が、透析液の中に染みだしていきます。ちょうど、紅茶のティーバッグをお湯の中に入れたときに、じわーっと紅茶の成分が拡がる、あの現象と同じなのです。

挿管と緊急薬剤

患者さんが"生きる"ために必要なこれらのポイントもしっかりマスターしましょう！

ICUでの挿管！ あわてずさわがず、確実に！
ICUで挿管するのはこんなとき

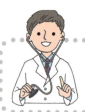

ICUの患者さんは、いろいろな疾患などにより、全身状態が悪い人が多いですが、その中でも命に関わるのが、呼吸ができない状態＝呼吸不全です。

どんな患者さんが適応になるの？

気管挿管の適応は、大きくわけて3つあります。

1. 意識がなく、心肺蘇生を行い、バッグマスク換気では不十分なとき、あるいは長時間になるとき。
2. 慢性肺疾患の急性増悪、誤嚥性肺炎、肺水腫、重症喘息発作、胸部外傷などにより、長期間にわたり人工呼吸管理が必要なとき。
3. 全身麻酔による手術を行うとき。

このうち、ICUでの気管挿管が必要になるのは、1.と2.の場合です。

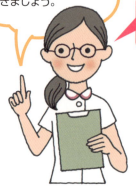

挿管は重要な治療のひとつですが、リスクも大きくなることを覚えておきましょう。

ベテランナースからのアドバイス

気管挿管をしている患者さんは、何に気を付けるの？

　まず気を付けなくてはいけないのは、気管挿管による合併症で、ここ最近、特に問題となるのが、**VAP（人工呼吸器関連肺炎）**です。
　人工換気を開始してから48時間以降に発症する肺炎で、口腔内の細菌、胃内容物などの逆流により引き起こされると考えられています。

挿管中に注意すべき合併症

感染症
・人工呼吸器関連肺炎（VAP）

肺傷害
・人工呼吸器関連肺障害（VALI）

静脈還流量低下に伴う主な合併症
・頭蓋内圧亢進
・心拍出量低下
・尿量減少

超緊急！ 気管挿管が必要になったら、何を準備する？

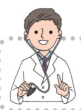

ICUでは、気管挿管を行うシーンもよくみられます。いざというときにあわてないよう、必要物品はメモしておきましょう。

❋ 必要物品ってどんなものがあるの？

気管挿管を行うときの必要物品は、施設によって多少の違いはありますが、おおよそは次のようなものです。

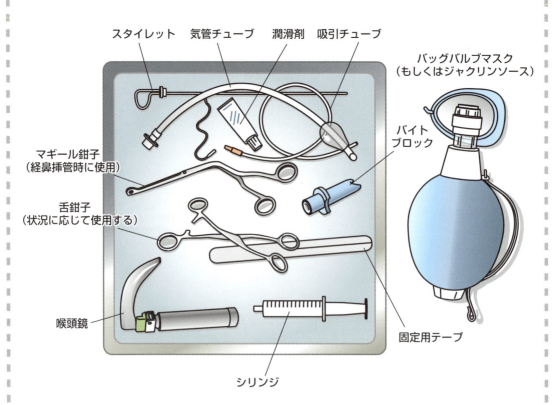

出典：『はじめてのICU看護』（石井はるみ、メディカ出版）を参考に作成

喉頭鏡や気管チューブは、いつでも使える状態に！

ICUで気管挿管を行うときは、まさに「超緊急！」となることが多いです。気管挿管するときに必要になるものは、わかっていますので、これらをいつでも使える状態に整えておくことも、看護師の仕事の一つです。

- **喉頭鏡**：ブレードをセットしたときに点灯すること（電池切れはNG）。
- **気管チューブ**：成人用、小児用など、各種サイズを揃えておくこと。

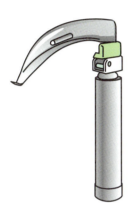

特に気管チューブは、同じサイズを2本以上、揃えておきましょう。挿管中に「カフが破損」する可能性もあります。そんなときに「無い！」というのは大きな問題です。

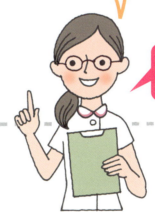

一刻を争う場面で物品が使えないのは、大きな問題になります。メンテナンスはとっても大切です。

ベテランナースからのアドバイス

超緊急！"挿管するよ"と言われたら

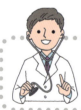
ICUで気管挿管を行うときの、介助のポイントをおさらいしておきましょう。

看護師は、何をするの？

看護師が行うことは、大きく4つあります。

- 必要物品の準備➡挿管に必要な物品（142ページ参照）、緊急薬剤の準備。
- 患者の準備➡生体モニター装着、ポジショニング、義歯の除去。
- 挿管の介助。
- 観察および記録。

挿管の介助

おおよそは、下記のような流れで行われます。

- **前投薬**：術者の指示により、鎮静剤を投与する。

- **喉頭展開**：ブレードの先端を患者の足側に向けて、術者の左手に渡すと、受け取った術者が口腔内へ挿入して、喉頭から声門まで確認する。

- **気管チューブの挿入**：術者の合図により、術者右手に気管チューブを渡す。

- ●**スタイレット技法** ：術者の合図により、スタイレット*を抜く（このとき、気管チューブのカーブに添わせるように抜くと、気管チューブがぶれないので抜けない）。

- ●**カフエアーの注入** ：術者の合図により、カフ*に接続されているシリンジからエアーを注入する（指でカフの硬さを確認しながら）。

- ●**気管チューブの位置確認**：術者へ聴診器を渡す。

- ●**気管チューブの固定** ：術者へ固定用テープを渡し、挿管チューブを保持する。

- ●**人工呼吸器装着** ：術者が行うので、必要に応じて介助する。

中には、声門が見えにくい患者さんがいます。喉頭展開のときに「押して」などの指示がある場合は、甲状軟骨を上右後方へ圧迫する（BURP法）こともあります。

また、間違って食道に挿管してしまった場合は、すぐに気管チューブ抜去➡用手換気➡再挿管となります。

---

column
挿管介助は「あ・うん」の呼吸で

　ICUでの挿管は、よくあることかもしれませんが、同じ「挿管」でも、手術室での挿管とは少し違います。手術室の場合、入室した時点でさまざまなモニター類を装着していますし、実際に挿管するのは、挿管になれた麻酔科医です。場合によっては、若い医師にのどを「見てごらん」という余裕もあります。

　しかし、ICUでの挿管はそうはいきません。モニター類は装着していたとしても、バイタルは安定しておらず、1分1秒を争うこともあります。そんなときは、**医師だって緊張して**いるはず！　挿管には一連の流れがありますから、その流れを止めないよう、医師との「あ・うん」の呼吸が、うまく挿管できることがポイントになります。

---

*スタイレット　挿管チューブの形状を維持するために、挿管チューブの中に入れておく金属の棒のこと。
*カフ　　　　　気管からの空気漏れを防ぐために、挿管チューブの先端付近についている風船のこと。

気管チューブは
こうして固定する

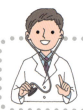

気管挿管ができたら、次は固定です。気管チューブの位置は、術者が確認していますので、抜けたり、さらに深く入らないよう、しっかりと固定します。

✚ 気管チューブを固定するときに、気を付けることは？

ポイントとしては、次の2つです。

- **必ず2人で行う**　　　　　：1人はチューブを保持（挿入の深さを保つ）、もう1人が固定する。

- **ひげ・水分・皮脂の除去**　：テープでの固定が難しくなるため、あらかじめ除去しておく。

気管チューブの固定法にはいくつかの種類があります。鎮静の深さなどによって変わることもありますが、基本は押さえておきましょう。

✚ 気管チューブの固定方法

気管チューブの固定方法は大きく4つ。テープを貼るときは、重力に引っ張られて気管チューブがずれないように、テープの先端は必ず上向きにすることを忘れずに。

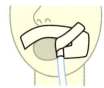
2面固定

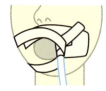
3面固定

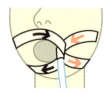
4面固定①

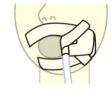
4面固定②
（2面固定法を
上顎、下顎に施行）

出典：『はじめてのICU看護』（石井はるみ、メディカ出版）を参考に作成

挿管している患者さんは、まずココを見る

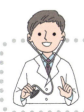
気管挿管＝人工呼吸器を装着している患者さんは、実にたくさんの「観察」が必要です。

何を観察すれば良いの？

　気管挿管している患者さんは、意識レベルが低下、または鎮静下にあるため、何かを訴えることができません。そのため、看護師の目による、あらゆる角度からの「観察」が必要です。

主な観察項目
患者さんの病状にもよりますが、次の項目はくまなく観察します。

- 表情の変化や、呼吸困難など有無。
- 患者さんの全身状態の把握：バイタルサインの変動、意識レベル、チアノーゼや四肢冷感の有無。
- 呼吸状態の把握：呼吸数、呼吸パターン、呼吸音、呼吸困難の有無、痰の量と性状、胸郭の動きなど。
- 検査結果の確認：動脈血ガス分析値、パルスオキシメーター表示酸素飽和度、胸部レントゲン写真、血液データ、肺機能検査結果など。
- 挿管チューブ：固定位置・挿入長、挿管チューブのカフ圧確認。
- 人工呼吸器の点検：換気モードや設定、アラーム設定、加湿器の蒸留水、呼吸器回路の緩みやねじれ・破損、人工呼吸器のストッパー。
- 人工呼吸器の作動状況の確認：気道内圧、自発呼吸の有無、実際の一回換気量、ファイティングの有無など。

　看護師の目で見て、前回と大きく測定値が違う、呼吸状態が違う、患者さんが苦しそう、人工呼吸器の設定が変など、少しでも「あれ？」と思うところがあれば、先輩看護師や医師に、相談することを心がけます。最初は「あれ？」というポイントがずれていても良いのです。**大事なのは「あれ？」と感じることです。**

挿管している患者さんの口腔ケアって？

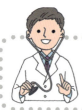

人工呼吸器を装着している患者さんは、口腔ケアが必要です。VAP（117ページ参照）予防策として有効性の高いケアといえます。

挿管していると、どうしてVAPになるの？

気管挿管中は、唾液や痰は、常に口腔から気管内に発生しています。これらを誤嚥したり、胃から逆流してきた内容物が気管に入ることで、肺炎を起こしやすい状態にあります。

挿管中の患者さんへの口腔ケア

まずは必要物品を揃えましょう。

- 歯ブラシ・舌ブラシ・歯間ブラシ・一歯ブラシ、デンタルフロス、口腔ケア綿棒・スポンジブラシなど、口腔内や歯を「磨く」もの。
- 抗菌性洗口液を使用する場合は、吸引チューブなど。
- ワイダー（開口器など）、バイトブロック。
- ライト付きミラー。

基本的には一般的な口腔ケアと同じですが、気管チューブの挿入長を変えないように注意して行う必要があります。洗口液などを使用する場合は、吸引しながら行いますので、吸引チューブをすぐに使える状態にしておきます。実際に口腔ケアを行う直前には、必ず手指消毒を行いましょう。

①人工呼吸器を使用している患者さんへ触れる直前、直後の手指衛生
②口腔ケアの徹底（1日2回以上）
③可能な限りギャッジアップ
④気管、口腔内吸引時の手技の統一

挿管している患者さんの状態を予測する

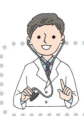

人工呼吸器を装着している患者さんの状態から、アセスメントを考えてみましょう。

 挿管している患者さんは、この先どうなるの？

状態が良くなれば、人工呼吸器から離脱することもできますので、しっかりアセスメントしましょう。

アセスメントのポイント

● 呼吸状態が安定している状態とは
➡ 酸素飽和度のデータが正常範囲内にある、呼吸リズムや呼吸深度が正常である、人工呼吸器のモニター上に正常な呼吸波形が見られる（下図参照）。

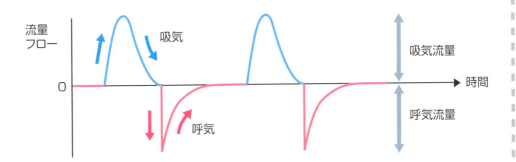

● 循環動態が安定している
● 意識レベルが正常で、従命動作が確認できる
● 咳嗽反射がある、深呼吸ができる

特に、**咳嗽反射や深呼吸は、抜管後の気道クリアランスの維持に必要**です。

ICUでよく使用される、緊急薬剤を覚えておこう！

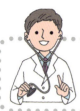

ICUでは、いわゆる「緊急薬剤*」を使うことがよくあります。ポイントを押さえておきましょう。

緊急薬剤が必要になるシーンって？

ICUに入院する患者さんは、全身の状態がとても不安定だったり、急性期であることも多いので、他の病棟などと比べ、緊急薬剤を使用するシーンが多く見られます。

ICUで緊急薬剤を使用するのは、どんなとき？

まずは、緊急薬剤が必要になるケースを考えてみましょう。

必要なシーン	使用薬剤の一例
心肺蘇生を行うとき	アドレナリン、バソプレシン、アンカロン
鎮静が必要なとき	プロポフォール、ドルミカム
気管挿管を行うとき	キシロカイン、フェンタニル、エスラックス、サクシン
循環動態を安定させるとき	イノバン、ノルアドレナリン、ピトレシン

このうち「循環動態を安定させる」薬剤は、他の病棟でも使用されます。ここでは、ICUで使用するケースが多い、心肺蘇生時の薬剤、鎮静化させる薬剤、気管挿管時に使用する薬剤について、ポイントを挙げてみましょう。

* **緊急薬剤**　日常的なシーンではなく、ごく重篤な状態など、緊急時に主に使用する薬。

蘇生に必要な薬剤①
アドレナリン®
一般名：アドレナリン

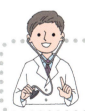

アドレナリンは、体内でも生成されるホルモンの一つです。交感神経を興奮した状態にする作用があります。

薬の特徴

- αアドレナリン受容体刺激による、血管収縮作用がある。
- 心停止した患者に、有意な効果をもたらす。
- 心肺蘇生時、アルゴリズムに従い、3～5分間隔で反復的に投与する。
- 投与方法は、静脈内、骨髄内、気管内など。

禁忌

- 本剤に対するアレルギー。
- 交感神経作動薬に対し過敏な反応を示す。
- 動脈硬化症、甲状腺機能亢進症、糖尿病、心室性頻拍等の重症不整脈、精神神経症など。

蘇生に必要な薬剤②
ピトレシン®
一般名：バソプレシン

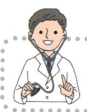

ピトレシンは体内でも生成されるホルモンの一つです。尿の量を調整する作用があります。

薬の特徴

- バソプレシンV1a受容体に作動し、血管収縮作用、陽性変力作用*がある。
- 心停止した患者に、有意な効果をもたらす。
- 心肺蘇生時のアルゴリズム上、初回または2回目のアドレナリンの代わりに使用してよい。
- 投与方法は、静脈内、骨髄内、気管内など。

禁忌

- 本剤に対するアレルギー。
- 冠動脈硬化症（心筋梗塞症、狭心症など）。
- 急速な細胞外水分の増加が危険となるような病態（心不全、喘息、妊娠高血圧症候群、片頭痛、てんかんなど）。
- 血中窒素貯留のある慢性腎炎の患者。
- 交感神経作動薬に対し過敏な反応を示す。
- 動脈硬化症、甲状腺機能亢進症、糖尿病、心室性頻拍等の重症不整脈、精神神経症など。

*陽性変力作用　心臓の収縮作用を強くする作用のこと。

蘇生に必要な薬剤③
アンカロン®
一般名：アミオダロン塩酸塩

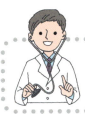
アミオダロンは生体内では生成されません。心臓の冠血管拡張目的でつくられた、合成物質です。

薬の特徴

- 心筋細胞のKチャンネル、Caチャンネル、Naチャンネルに作用する。
- 不整脈の抑制作用がある。
- 胸骨圧迫や呼吸管理、除細動や血管収縮薬投与ができない心室細動（Vf）、または無脈性心室頻拍のときに投与される。

禁忌

- 本剤およびヨウ素に対するアレルギー。
- 重篤な洞不全症候群のある患者。
- 2度以上の房室ブロックのある患者。
- リトナビル、サキナビル、サキナビルメシル酸塩、インジナビル硫酸塩エタノール付加物、ネルフィナビルメシル酸塩、スパルフロキサシンなどを投与中の患者。

蘇生に必要な薬剤投与時のポイント

　これらの薬剤を使って心肺蘇生を行うときは、患者さんだけではなく、医師や看護師にとっても大変な状況です。それぞれのシーンでの注意点を確認しましょう。

●投与前
- アルゴリズムに応じた投与タイミングを確認する。
- 投与ルートの確保、投与量を確認する。
- 静脈内、骨髄内投与時は、後押し用シリンジも用意する。

●投与中
- 注入時の抵抗、穿刺部の腫れや漏れを確認する。
- 静脈内、骨髄内投与時は、輸液による後押しを行う。

●投与後
- 静脈内、骨髄投与の場合、投与した上肢（下肢）を挙上＊する。
- アルゴリズムに従い、心リズム＊を確認する。
- 次に投与する薬剤を準備する。

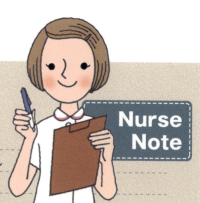

緊急薬剤はしつこいくらいチェックしよう

蘇生に必要な薬剤は、一歩まちがえると、患者さんの状態に大きく影響します。
単位の間違い（ml/mg/単位など）は起きやすいミスですので、ダブルチェック、トリプルチェックが必要です。
ナース同士、ナースと医師など、関わっている人達で、同じ認識をもっておく必要があります。

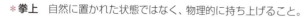

＊挙上　自然に置かれた状態ではなく、物理的に持ち上げること。
＊心リズム　心臓の拍動（心拍）の流れのことで、早さ・間隔・乱れなどを見る。

鎮静に必要な薬剤

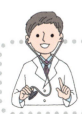

患者さんの状態により、あえて眠る（鎮静させる）ことも必要になります。どのような薬を使うのか、ポイントを押さえておきましょう。

鎮静 ＝ 人為的に眠ってもらうこと

鎮静に必要な薬剤はいくつかありますが、使用場面や患者さんの状態によって、使い分けるようです。典型的な例を挙げてみます。

商品名（一般名）	特徴	使用するシーン
ドルミカム（ミダゾラム）	効果発現時間や、持続時間が遅くて長い。	人工呼吸器装着中の鎮静。
プロポフォール（プロポフォール）	効果発現時間が早く、持続時間も短い。	気管内挿管時、縫合などの処置を行うとき。

いずれも「鎮静」効果がありますが、効果があらわれるまでの時間、持続時間の違いにより、使い分けられています。

ドルミカム®（一般名：ミダゾラム）

- 静脈注射だけではなく、筋肉注射からも投与可能。
- 比較的高頻度で血圧低下が見られる。
- 覚醒遅延、依存症、無呼吸、呼吸抑制、悪性症候群などが見られることがある。
- モニタリング：血圧、脈拍、不整脈の有無、呼吸数、SpO_2など。

プロポフォール®（一般名：プロポフォール）

- 静脈注射で投与する。
- 呼吸抑制、血圧低下などが見られる。
- 添加物に卵・大豆を使用しているため、これらのアレルギーがあれば禁忌。
- モニタリング：血圧、脈拍、不整脈の有無、呼吸数、SpO_2など。

挿管に必要な薬剤①
リドカイン®
一般名：リドカイン塩酸塩

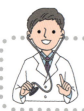

リドカインは、生体内では生成されません。もともとは局所麻酔薬として、開発されました。

薬の特徴

- 気管内挿管の前投薬として使用される。
- 頭蓋内圧上昇や、気管支攣縮(れんしゅく)の予防効果がある。
- 抗不整脈薬としても使用される。
- 副作用としては、精神神経症状やアナフィラキシーがある。

禁忌

- 本剤に対するアレルギー。
- ショック状態、大量出血のとき。
- 注射部位またはその周辺に炎症があるとき、敗血症のとき。

挿管に必要な薬剤②

フェンタニル®
一般名：フェンタニル

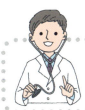

フェンタニルは合成物質であり、麻酔や鎮静のほか、疼痛を緩和する効果もある「麻薬」の一つです。

薬の特徴

- 気管内挿管の前投薬として使用される。
- 疼痛・侵襲による血行力学的反応の予防。
- 血管拡張作用が少なく、循環動態が不安定でも使用できる。
- 副作用としては、呼吸抑制や腸蠕動（ぜんどう）の低下などがある。

禁忌

- 本剤に対するアレルギー。
- 注射部位またはその周辺に炎症があるとき、敗血症のとき。
- 髄膜炎、中枢神経系疾患、灰白脊髄炎などがあるとき。
- 活動性疾患、転移性腫瘍などがあるとき。
- 呼吸抑制を起こしやすい体質、頭部外傷による昏睡状態、脳腫瘍による昏睡状態、痙攣発作の既往、喘息などがあるとき、ショック状態、大量出血のとき。

挿管に必要な薬剤③
エスラックス®
一般名：臭化ロクロニウム

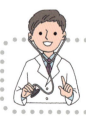

ロクロニウムは、筋肉を弛緩させる働きをもつ合成物質です。

薬の特徴

- 気管内挿管時の筋弛緩薬(きんしかんやく)として使用される。
- 効果が見られるまで60秒、効果持続時間30～45分。
- 拮抗薬があるため、効果の持続時間をある程度コントロールできる。

禁忌

- 本剤に対するアレルギー。
- 筋無力症候群、重症筋無力症など。

挿管に必要な薬剤④
スキサメトニウム®
一般名：サクシニルコリン

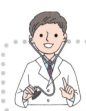
サクシニルコリンは、筋肉を弛緩させる働きをもつ合成物質です。

薬の特徴

- 気管内挿管時の筋弛緩薬として使用される。
- 効果が見られるまで45秒、効果持続時間5～9分。
- すぐに効いてすぐに切れるため、コントロールしやすい。

禁忌

- 本剤に対するアレルギー。
- ジギタリス中毒の既往、広範性挫滅性外傷、四肢麻痺、重症熱傷、尿毒症、緑内障など。

ICUで使用されることが多い輸液製剤は？

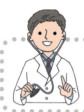

ICUで使用される輸液製剤はいろいろあります。それぞれの特徴や、適応についてみて見ましょう。

 ## 急変したときによく使用される輸液って？

実際に使用される輸液は、患者さんの状態によって変わりますが、特に急変時に使用される輸液は以下のようなものになります。

急変時に用いる主な輸液剤（電解質輸液）

分類		細胞外液補充液				開始液			
		乳酸リンゲル			酢酸リンゲル	1号液			
商品名		ラクテック注	ソルラクト	ハルトマン液	ヴィーンF	ソリタ・T1号	ソルデム1	KN補液1A	デノサリン1
電解質組成	Na$^+$(mEq/L)	130	130	130	130	90		77	
	K$^+$(mEq/L)	4	4	4	4	−		−	
	Ca$^+$(mEq/L)	3	3	3	3	−		−	
	Cl$^-$(mEq/L)	109	109	109	109	70		77	
	乳酸／酢酸(mEq/L)	乳酸28	乳酸28	乳酸28	酢酸28	乳酸20		−	
	糖	−	−	−	−	104kcal/L		100kcal/L	
	pH	約6.7	約6.7	6.0〜7.5	6.0〜7.5	3.5〜6.5	4.5〜7.0	約4.9	3.5〜6.5
適応		心肺停止時、出血、脱水、広範囲熱傷、敗血症				病態不明時、等張性脱水			

　成人の場合、1日に必要な水分摂取量はおよそ2500mLです（128ページ参照）。しかし、ICUに入院している患者さんは、自分で飲食ができないことが多いため、そのぶんを輸液で補う必要があります。
　急変の原因や病態が不明な場合、開始液（1号液）をとりあえず輸液し、検査結果などを受けて輸液剤が変わることになります。

chapter 9

患者・家族への対応

ICU患者さんとご家族の気持ちを理解した対応をマスターしましょう！

患者さんの苦痛について考えよう
"寝たきり"の状態が生体に及ぼす影響

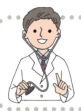

ICUの患者さんは、病状にもよりますが、とにかく「安静」を強いられることが多いです。そのため、カラダには様々な変化が見られるようになります。

寝たきりの状態が続くと、どんな変化が見られるの？

患者さんの病状にもよりますが、おおよそは次のような変化が見られます。

1. 体の一部に起こるもの	2. 全身に影響するもの	3. 精神や神経の働きに起こるもの
①関節拘縮 ②廃用性筋委縮・筋力低下・筋持久性低下 ③廃用性骨萎縮 ④皮膚萎縮（短縮） ⑤褥瘡（床ずれ） ⑥静脈血栓症→肺塞栓症、など	①心肺機能低下 ②起立性低血圧 ③消化器機能低下 　a. 食欲不振 　b. 便秘 ④尿量の増加→血液量の減少（脱水）、など	①うつ状態 ②知的活動低下 ③周囲への無関心 ④自律神経不安定 ⑤姿勢・運動調節機能低下、など

　ICUへの入院は、様々な医療機器に囲まれ、常にモニター音にさらされており、かなりのストレスになります。人工呼吸器の装着など、安静を維持しなくてはならないケースが多く、薬剤をあえて使用し、鎮静させることもよくあり、その後の状態に大きな影響を与えます。
　鎮静の度合いにはいくつかのレベルがあり、これを評価するためのRASSスコア*があります。
　また、鎮静薬にもいくつかの種類がありますので、患者さんの状態にあわせ、的確な鎮静を行っていくことが大切です。

---

* **RASSスコア**　Richmond Agitation-Seclation Scaleのことで、鎮静のレベルを10段階で判定する。

ICUに入院すると、せん妄状態になるの？

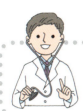

ICUへの入院で気を付けなくてはいけないのが「せん妄*」です。

ICUへの入院と、せん妄の関係は？

せん妄の要因は様々ですが、ICUへの入院と関係が深いものもあります。

分類	要因
直接的な要因	・手術による侵襲、脳血管障害などの中枢神経疾患 ・感染症、代謝性疾患、低酸素血症、電解質異常、栄養障害、循環不全、呼吸不全
誘発・促進する要因	・入院による突然の環境変化 ・ICUへの入院による感覚の遮断、視覚や聴覚の障害、身体拘束などの可動制限 ・疼痛、不安、ストレス、睡眠障害、脱水 など
その他の要因	・高齢であること、認知症

特に赤字の部分は、ICUの患者さんによく見られる病態であり、これらによってせん妄が引き起こされることが多いという特徴があります。

> 特に高齢の患者さんに見られることが多い

---

*せん妄　意識混濁に加えて、幻覚や錯覚が見られるような状態。

せん妄に気付く、きっかけは？

せん妄の主な症状は「意識障害」です。特に間違われやすいのが認知症です。
せん妄と認知症の大きな違いは、

● せん妄は急激に発症する。
● せん妄は可逆的な変化である。

などがあります。もし、**昨日までしっかり受け答えしていた患者さんが、ある日突然無気力になってぼーっとしたり、夜になると暴れ出すとき**は、せん妄かもしれません。

	認知症	せん妄
基本症状	記憶・認知障害。	意識障害、注意力障害、幻覚や不穏を伴うことがある。
発症様式	ゆっくり、月単位で発症。	急速、数時間から数日で発症。
症状の持続	永続的。	数時間〜数日。
症状の動揺	少ない。	多い、特に夜間に悪化。

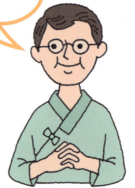

せん妄は自分でどうにかできるものではないから、看護師さんに気付いてほしいと思うんだ。

ICUでの疼痛管理とは？

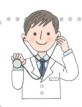

ICUに入院する患者さんは、様々な「痛み」を経験し、さらに全身状態を悪化させることもあります。

 「痛み」が全身に与える影響は？

特にICUで感じる「痛み」の原因には、次のようなものがあります。

- 手術や疾患による痛み。
- ルートやドレナージによる痛み。
- 気管挿管や気管吸引による痛み。
- 慣れない環境や、自分が重症であるという精神的な痛み。

強い痛みを感じる時間が長くなるほど、全身への影響は大きくなりますので、適切なケアにより、可能な限り痛みを取り除くことが大切です。

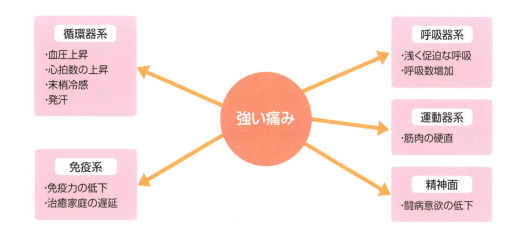

また、痛みを放っておくと、全身への影響があるだけではなく、痛みがさらに痛みを呼ぶ「悪循環」があります。痛みを断ち切らない限り、この悪循環は続いてしまい、さらに病状を悪化させてしまいます。

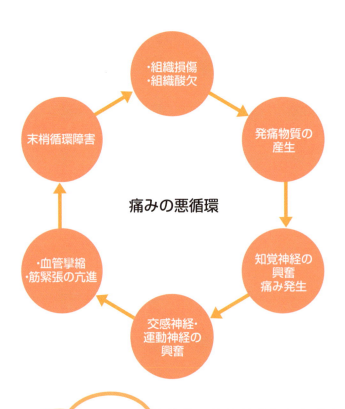

痛みの悪循環

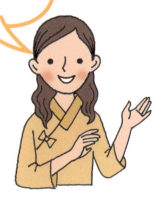

意識があるときの"痛み"はとってもツライもの。「早くなんとかして！」とさけびたくなることもあるのよ。

"痛み"のメカニズム

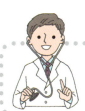

患者さんは、どのようなメカニズムで「痛み」を感じているのでしょうか。

「痛み」は、どうやって感じているの？

　ICUにおける疼痛管理はとても重要ですが、「痛み」を和らげるためには、それがどうして起きているのかを知っておく必要があります。

痛みを感じるメカニズム

　例えば、指先に針を刺したとき、とっさに「痛い!」と感じるのは、その周辺の細胞が破壊され、「発痛物質（アセチルコリン・カリウムイオン・セロトニンなど）」が生じるためです。

　これが知覚神経の末端に届き、電気信号となって脳の「体性感覚野」へ届きます。ここで、「痛み」の信号がどこから来たのかを判断して、「指先が痛い」と感じているのです。

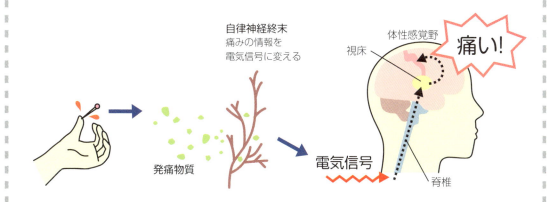

"痛み"はこうして和らげる①
痛みのレベルを知るスケール

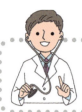

「痛み」を和らげるためには、まず、患者さんの「痛み」のレベルを知ることが必要です。

 ## 「痛み」を客観的に評価するには？

患者さんには、いろいろなスケールを使って、ご自身の「痛み」のレベルを表していただきます。

痛みのレベルを知るスケールのいろいろ

●NRS（Numerical Rating Scale）
「痛くない」を0、自分が想像できる最悪の「痛み」を10として、いま感じている「痛み」の数値を指せばよいので、自分の「痛み」を表現しにくい患者さんにも使えます。

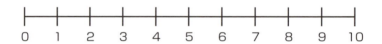

●VAS（Visual Analogue Scale）
10cmの線を引き、まったく痛みがない＝0cm、想像できる最悪の痛み＝10cmとして、いま感じている痛みの位置に、印を付けてもらう。このときスケール以外に筆記具が必要。

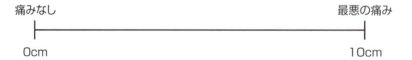

●FPS（Face Pain Scale）
顔の表情で「痛み」を表してもらう方法で、小児や高齢者でも使用できるが、気分や心情も反映される可能性がある。

"痛み"はこうして和らげる②
鎮痛薬を使う

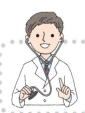

「痛み」のレベルがわかったら、今度は薬剤を使って、痛みをコントロールします。

 ## どんな薬剤が使えるの？

鎮痛薬にはいろいろありますが、大きく分けて、「麻薬」と「NSAIDs（非ステロイド性消炎鎮痛剤）」があります。

分類	製剤名	特徴	注意点
NSAIDs	ロキソニン ボルタレン	・抗炎症・鎮痛・解熱作用がある。	・胃腸障害、腎障害、アスピリン喘息などの副作用がある。
麻薬	フェンタニル	・即効性（効果が出るまで1〜2分）で、作用時間は約1時間。 ・循環動態への影響が少ない。	・強力な鎮痛作用がある。 ・腸蠕動を抑制するので、イレウスや胃残量が増大する。 ・呼吸抑止などの副作用がある。
	モルヒネ塩酸塩	・血管拡張作用があるので、心筋梗塞の鎮痛に使われる。	

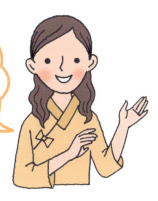

"痛み"が和らぐとゆっくり眠ることもできるわよね。でも薬のこわさもあるので、どんな薬なのかきちんと説明してくれるとうれしいです。

疼痛緩和の重要性と難しさ

ICUの患者さんは、痛みを緩和することはとても重要。でも、難しいこともあります。

- ●痛みの感じ方は、個人の主観によるところが大きい。
- ●重症患者の場合、鎮静下にあることも多いので、本当の痛みが把握できない。

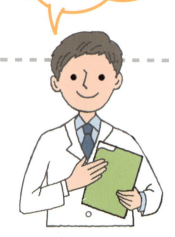

鎮痛薬にも副作用はあるので、むやみに使うこともできないね。それでもやっぱり、患者さんの変化から痛みや辛さを見つけて報告してほしい。

「痛み」の表現を見逃さないで

みなさんは「痛み」をどう表現しますか？

例えば、同じ頭痛でも、ズキズキ痛む、殴られたような痛みなど、痛みを表現する言葉は人によって違いますし、同じ人でも痛みの強さが違うことがあります。

でもそれは、意識があるから表現できること。ICUの患者さんは、自分で自分の痛みを表現することすらできないこともよくあります。

しかし、よく見ると顔をしかめていたり、バイタルに現れることもありませんか？ 特に術後の患者さんは、とても強い痛みを感じているかもしれません。そういった小さな変化を見逃さず、「あれ？」と思ったら適切な対応を考えるのが、看護ケアだといえるでしょう。

"痛み"はこうして和らげる③
硬膜外麻酔を使う

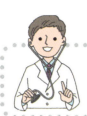

痛みの原因はいろいろあります。例えば、手術後の痛みや、腹腔内の障害による痛みなら、硬膜外麻酔が有効なこともあります。

 ### 硬膜外麻酔で、どうして痛みが和らぐの？

簡単にいえば、「痛みを感じるメカニズム（167ページ参照）」のうち、「知覚神経」を遮断するため、腹部や下肢などの局所的な痛みを和らげることができます。

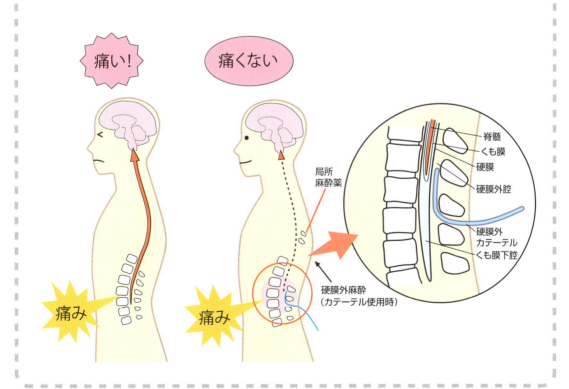

硬膜外麻酔が有効な例

　例えば、胸部や腹部の比較的侵襲が大きい手術後は、かなりの痛みが予測できるので、この方法も有効な「鎮痛」方法になります。

　また、下肢の外傷や熱傷、腹部臓器の障害（がんなど）にも、一定の効果はあるようです。

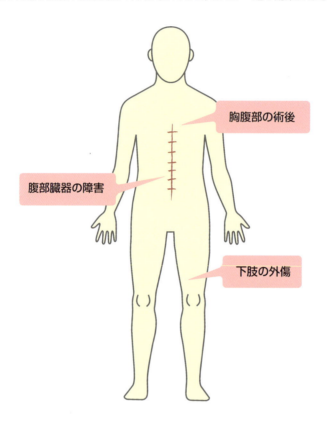

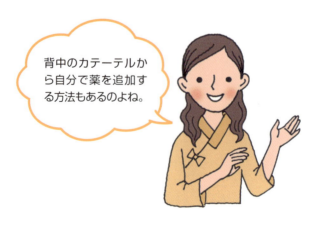

"痛み"はこうして和らげる④
その他の鎮痛方法

9 患者・家族への対応

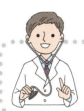

「痛み」の緩和には、いろいろな方法があります。鎮痛の方法をおさらいしてみましょう。

 「痛みの緩和」には、どんな方法があるの？

まずは、ICUでよく見られる「痛み」をおさらいしてみます。

- ●手術や疾患による痛み。
- ●ルートやドレナージによる痛み。
- ●気管挿管や気管吸引による痛み。
- ●慣れない環境や、自分が重症であるという精神的な痛み。

同じ「痛み」でも、その原因によって、対処法が変わってきます。

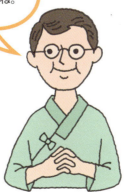

"痛み"はひとつじゃないよ。どこが、どうして、どんな風に痛むのか、きちんと伝わればいいよね。

家族の反応①
もしも家族がICUに入院したら

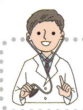

ICUへの入院は患者さんだけでなく、その家族にも大きな影響があります。

ICUに入院するのはどんな患者さん？

ICUに入院する患者さんは、「重症」な方が多いですが、これにも2通りあります。

①突然の発症で、いきなりICUに入院する場合。
②比較的侵襲が大きい「手術」を受けた場合。

②の場合は、ある程度「入院して手術する」という心構えができていることもありますが、①の場合は、特に家族への対応も重要になります。

急患で入院した患者さんの家族は、どう思っているの？

まずは、突然「ICUへ入院」した患者さんの家族における、心理状態の変化をみてみましょう。
大きく3つの時期に分けて考えます。

●ホバリングの時期	：ICUに緊急入院した時期。
●トラッキングの時期	：患者さんに対する医療環境・看護体制を、家族の目で観察・分析・評価する時期。
●資源の獲得の時期	：危機的状態を脱し、ICU退室がみえてきた時期。

3つの段階における「家族」の気持ち

●ホバリングの時期
　患者さんの状態を目の当たりにし、医師や看護師からの説明を受けたことで、それを理解しようとしながら、強いストレスを受けている。

●トラッキングの時期
　限られた面会時間の中で、医師や看護師の状況を見ながら、独自の視点で、看護師のデキや治療の進め方などを、「評価」している。

●資源の獲得の時期
　危機的状況を脱すると、ささやかな安心感を得て、家族のQOLについて考えたり、社会資源に目を向けるようになる。

　看護師側も、こういった家族の心情の変化を敏感に読み取り、適切な対応をすることが求められます。例えば、突然入院したばかりで、パニックになっているご家族へ、難しい言葉を使って話しても、まず通じません。
　しかし、ある程度病状が落ち着いて、今後のことを考える時期なら、病状や予後について、正確に伝える必要があります。

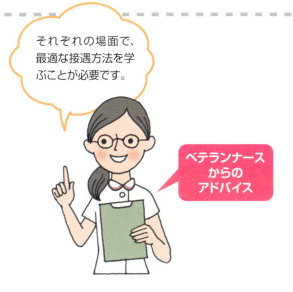

それぞれの場面で、最適な接遇方法を学ぶことが必要です。

ベテランナースからのアドバイス

家族の反応②
転帰別　家族の反応

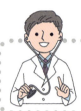
ICUに入院する患者さんは、いくつかの転帰をとりますが、それぞれの方向性に合せた接遇も、看護師の仕事の一つです。

転帰ごとの接遇って、どんなこと？

ICUに入院する患者さんの転帰として、快方に向かう場合、現状維持のまま転棟する場合、亡くなってしまう場合として、考えてみましょう。

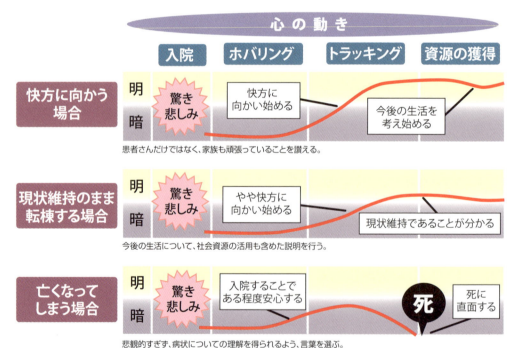

患者さんの状態の変化などをきっかけにして、心が大きく動いています。
　いずれの場合も、患者さんの病状などについては正確に伝える必要がありますし、ご家族は看護師側が驚くほど、よく観察しています。
　そういった状況の中で、不審感や不快感を与えないよう、細心の注意を払って接することが重要です。

患者のニーズ、家族のニーズ

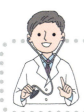 ICUに限ったことではありませんが、患者さんのニーズと、家族のニーズは、必ずしもイコールではありません。

患者さんのニーズと、家族のニーズの違いって？

例えば、病状に対する患者さんのニーズと家族のニーズが違う場合を考えてみましょう。

ケース①　意識レベルが低い患者さんと家族の場合

患者さん：ニーズは明確にならない。
家族　　：ニーズは把握できるが、病状とマッチしない。

病状によっては、家族のニーズが必ずしも叶うわけではありません。そのような状況の場合、医師や看護師は、あくまでも正確に病状を伝え、希望的観測だけで話をしてはいけません。安易に「助かると思いますよ」という言葉を使ってはいけません。

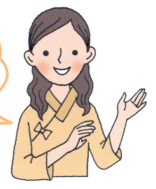

とにかく家族の話はきちんと聞いてほしい。
ニーズが叶わない場合は、状況を正確に伝えてほしいかな。

ケース②　治療上の必要性があり、鎮静下に置かれている場合

> **患者さん：ニーズは明確にならない。**
> **家族　　：ニーズは把握できるが、鎮静が必要なことを理解できない。**

　病状や治療方針について、医師と看護師の間での齟齬がないよう、お互いにきちんとコミュニケーションを取る必要があります。家族に対しては、治療の必要性について、家族がしっかり理解できるよう、何度でも話をする必要があります。

ケース③　患者さんは「もう治療しなくてよい」と考えている場合

> **患者さん：コミュニケーションは取れるが、治療が辛くて、もうやめてほしいと考えている。**
> **家族　　：なんとか元気になってほしいと考えている。**

　患者さんに、治療の何が辛いのかを確認します。そのうえで、家族の意向も考慮し、どうすれば少しでも楽に治療を続けることができるか、看護師だけではなく、医師や他の医療スタッフも含め、十分に話し合う必要があります。

---

column
ナースの接遇とチームワーク

　看護師は、患者さんの一番近くにいる存在ですから、看護師には接遇という考え方が必要です。
　では、看護師に求められる接遇とは何でしょうか。
　患者さんやご家族の不安などの相談を受ける立場なのですから、親近感のある丁寧な対応だけではなく、正確な情報を伝える言葉が必要です。何をどう伝えればよいか。それを考えるためにはまず、**患者さんとご家族の話をきちんと聞き、それをみなで共有し、統一性のある対応をすること**が必要なのです。
　看護師はひとりで仕事をしているわけではありません。チームワークも、大事なスキルのひとつなのですよ。

家族への精神的ケアとは？

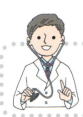

患者さんだけではなく、家族に対する接遇も、看護師の仕事の一つです。ここでは、家族への精神的なケアについて考えてみます。

家族へのメンタルケアって、重要？

まずは、ICUに入院する患者さんの家族が抱えるであろうニーズについて考えます。

- ●情報 ：患者さんの病状や今後の治療方針など、あらゆる情報がほしい。
- ●接近 ：患者さんに近付いて、何かをしてあげたいという気持ち。
- ●保障 ：患者さんに行われている処置や治療に対し、安心したいという気持ち。
- ●安楽 ：家族自身に対する、身体的・物理的な安楽・利便性を求める気持ち。
- ●社会的サポート ：入院することに対する社会的サポートを得たいという気持ち。
- ●情緒的サポート ：自己の感情を表現したい、思いを受け止めてほしいという気持ち。

家族の気持ちと向き合うということ

　特にICUに入院する患者さんに対しては、家族がごく近くで「何をしてあげる」ことが難しい状況が、多く見られます。面会時間が限られていること、「直接手を握る」などが難しいこと、話かけても思うような反応が患者さんから見られないことなど、その要因は様々です。

> 患者さんの家族であれば、誰でも持つであろう感情を受け止め、親身になって聞くことから、まずは始めてみましょう。

先輩ナースからのアドバイス

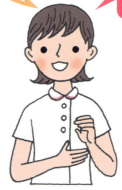

ちょっと休憩　ご家族との関わり方を考える

　ICUに入院する患者家族の面会って、いろいろと制限がありますよね。時間の制限、人数の制限、年齢の制限など、病院によっていろいろあります。

　でも、そんなときのご家族は、患者さんと同様に、大きなストレスを抱えています。何もできないもどかしさや、患者さんの代わりに意思決定をするプレッシャーもあるでしょう。そんなご家族の気持ちを、少しだけ和らげる方法の1つが、ケアへの参加です。足浴や清拭など、身の回りのケアを、ご家族に手伝っていただくのも、良い方法ではないでしょうか。

家族への社会的ケアとは？

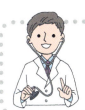

ICUに入院した患者さんは、元通りの生活に戻ることが難しいケースも多くみられます。そんなとき、社会的サポートを活用できるかどうかで、今後の生活が変わるかもしれません。

社会的サポートって、具体的に何？

まずは、「社会的サポート」の意味を考えてみましょう。

- 患者さん自身の社会復帰に対するサポート。
- 高額になることが予測される、治療費などを含めた金銭的なサポート。
- 退院後の生活全般に対するサポート。

看護師だけでは上手くいかない「社会的」なサポート

●患者さん自身の社会復帰に対するサポート
今後の家族の生活が、一変してしまう可能性がありますので、患者さんが「一家の大黒柱」だったり、家族を支える「お母さん」の場合、特に重要になります。

●高額になることが予測される、治療費などを含めた金銭的なサポート
治療の内容にもよりますが、ICUで行われる治療は、高額医療になることがほとんどです。この場合も、高額療養費制度など、費用負担を軽減できる方法を、家族だけではなく、病院のソーシャルワーカーさんと共に考えてみましょう。

● **退院後の生活全般に対するサポート**

　例えば、どんなに治療を行ってもマヒが残るような場合や、自宅での酸素療法が必要となる場合など、それまでの「自宅」では生活できないことがあります。利用できる社会資源として何があるのか、看護師も十分に理解しておく必要があります。

　いずれの場合も、看護師だけではなく、理学療法士さんや、ソーシャルワーカーさんなどとも、十分に情報交換をしていく必要があります。

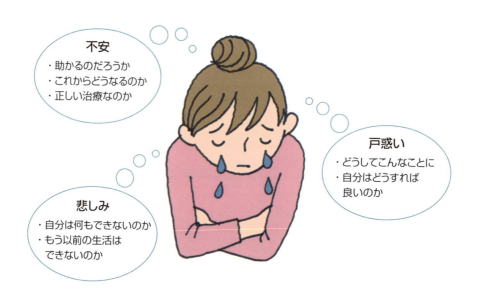

column

看取り

　ICUは命の危険が迫っている患者さんが多いですから、入院してすぐに亡くなる方もいますよね。最期のときの過ごし方を、考えたことがありますか？

　「看取り」とは、亡くなるそのときまで静かに見守り、その人らしい最期を迎えるよう、看病することです。ICUでは、例えば、ご家族の面会時間の制限をなくすことだって、患者さんやご家族にとっては必要なこともあります。そうすることで、患者さんの最期を受け入れることができるのです。

　患者さんやご家族にとって、何が最善なのか。人によって違うのだということを、覚えておきましょう。

家族への対応
ここに注意しよう

一言で「患者さんの家族」といっても、それぞれの家庭によって、いろいろなパターンがあります。まずはこれを把握することが必要です。

患者さんの「家族」って、そんなに違うの？

患者さんがその家族の中で、どういった役割であったかによって、家族の受け止め方も違います。

患者さんが「父親」の場合
同じ「父親」でも、一家の大黒柱として家族を支えてきた人物なのか、家族に迷惑をかけてきた人物なのか、家族とは疎遠になっている人物なのか。

患者さんが「母親」の場合
家族の生活を支えてきた人物なのか、一家の大黒柱として子どもたちを育ててきた人物なのか。

おじいちゃんやおばあちゃんの場合
2世代以上の家族の中で大きな役割をもった人物なのか、子ども達とは離れて生活している高齢者世帯なのか、すでに家族との接触をなくしている人物なのか。

看護師は、正確に、確実に、家族像を把握する必要があります。このとき、忘れてはならないのが**先入観を持たないこと**です。

治療方針を家族が決めることも

　ICUの患者さんは、治療に対する自分の意思を表現できないことも多々あります。そんなときに必要になるのが「DNAR（蘇生処置を試みない）」や「AND（自然死の容認）」という考え方です。
　家族は「救ってほしい」と考えながらも、患者さん自身がそれを望まないケースもありますし、意思表示ができない患者さんの代わりに、家族が決めることもあります。

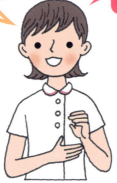

「**辛い救命よりも緩和ケアを**」という考え方もあるということを、知っておく必要がありますね。

先輩ナースからのアドバイス

---

column
病状を説明するのは医師の役目

　看護師は、患者さんの一番近くにいるべき存在です。患者さんやご家族は、病状をよく知りたいと思うとき、つい看護師にいろいろ聞くこともあります。
　でも、病状を説明するのは、あくまでも医師。看護師は、医師の話を簡単な言葉におきかえたり、それをフォローすることに徹します。もちろん看護師だって、患者さんの病状は把握しています。でもそれをうかつに話してしまうのはNG。患者さんやご家族の感情の変化によっては、その後の治療方針が変わってしまうこともあります。
　看護師はまず、患者さんやご家族が何を知りたいのか、正確に把握することが必要なのです。

参考文献

- 『はじめてのICU看護』石井はるみ、メディカ出版
- 『病気がみえる　Vol.4　呼吸器　第2版』医療情報科学研究所、メディックメディア
- 『病気がみえる　Vol.2　循環器　第3版』医療情報科学研究所、メディックメディア
- 『ICU患者のフィジカルアセスメント』池松裕子、愛知県集中ケア認定看護師会
- 『知ってて安心　急変対応』尾野敏明・菅原美樹・道又元裕、照林社
- 『病気がみえる　Vol.6　免疫・膠原病・感染症』医療情報科学研究所、メディックメディア
- 『病気がみえる　Vol.8　腎・泌尿器　第2版』医療情報科学研究所、メディックメディア
- 『今日の臨床検査2015-2016』櫻林郁之介、南江堂
- 『ICU看護パーフェクト』清水敬樹・村木京子、羊土社
- 『ICU・CCU看護の超重要ポイントマスターブック』西田修、メディカ出版
- 『ER・ICUの薬剤110』大野博司・志賀隆、メディカ出版
- 『看護技術がみえる　Vol.2　臨床看護技術』医療情報科学研究所、メディックメディア
- 『ナース専科　2015年5月号　第35巻第5号　通巻415号』、エス・エム・エス
- 『"見える記録"を書くコツ』市村尚子、日総研グループ

索引

●あ行

アシドーシス	91
アセスメント	27, 149
圧較差	67
アドレナリン	151
アルカローシス	91
アンカロン	153
意識レベル	42
痛み	165, 170
院内感染予防	18
栄養管理	80, 83
腋窩温	101
エスラックス	158
遠心ポンプ	61
塩素	90

●か行

外呼吸	30
咳嗽	46
開放式気管吸引	50
拡散	31, 138
拡散障害	33
ガス交換	31
家族対応	183
活動係数	82
カフ	145
カリウム	93
換気血流不均等分布	34
間質性肺炎	33
感染	24, 114
感染経路	25, 120
感染症	119
感染兆候	116
感染予防	121

感染リスク	117
気管チューブ	143, 146
気管内吸引	49, 50
基礎代謝量	81
気道クリアランス	49
急性腎不全	132
拳上	154
胸痛	55
緊急薬剤	150
クーリング	108
クスマウル呼吸	43
口呼吸	34
クロール	90
経皮的心肺補助法	61
血液温	102
血液浄化療法	133, 134
血清クレアチニン	132
ケトーシス	92
抗菌薬	123
口腔ケア	148
好酸球	85
好中球	85
喉頭鏡	143
硬膜外麻酔	171
呼吸音	42
呼吸器	19
呼吸機能	30
呼吸機能の障害	32
呼吸困難	55
鼓膜温	101

●さ行

サイトカイン	98
酸素療法	35, 46

資源の獲得	174
社会的ケア	181
シャントの形成	34
重炭酸	91
循環器	20
循環機能	54
循環機能の障害	55
障害係数	82
食道温	103
除細動器	73
ショック	55
心音	63
心筋梗塞	72
人工呼吸器	37
人工呼吸器関連肺炎	141
人工透析	137
人工肺	61
侵襲	15
腎臓	130
心電図モニター	56
心不全	55
心リズム	154
スキサメトニウム	159
スタイレット	145
スタンダードプリコーション	121
ストレス	72
スワン・ガンツカテーテル	59, 65
生化学系検査	84
正常呼吸	43
精神的ケア	179
生体モニター	20
穿孔	103
全身性炎症症候群	119
喘息	33
せん妄	163
挿管	36, 140
早期経腸栄養	96
総リンパ球数	85

●た行

ダイアライザー	138
体温	22, 98
体温管理	110
体温変化	111
代謝	21, 76, 86
代謝性アシドーシス	90
痰	49
単球	85
チアノーゼ	55
血ガス	47
チェーンストークス呼吸	43
中空糸	138
中心静脈圧	67
直腸温	103
治療方針	184
鎮静	155
鎮痛薬	169
デ・エスカレーション	123
低体温	99
電解質	21, 76
電解質代謝	79
転帰	176
動悸	55
疼痛管理	165
糖尿病性ケトアアシドーシス	92
動脈圧の波形	58
動脈圧モニター	58
動脈血液ガス分析	41
トラッキング	174
努力呼吸	44
ドルミカム	155
ドレナージ	124

●な行

内呼吸	30
ナトリウム	88
尿量	128

● は行

肺気腫	33
敗血症	119
肺水腫	34
肺線維症	33
バイタルサイン	42, 63
肺動脈カテーテル	65, 67
肺動脈楔入圧	67
肺胞の低換気	33
抜管	36
白血球	85
発症	114
発赤	24
発熱	98, 109
鼻カニューラ	46
バルーンパンピング	60
パルスオキシメーター	39
ビオー呼吸	43
ピッグテール・カテーテル	65
ピトレシン	152
病状説明	184
フェンタニル	157
浮腫	55
プロスタグランジン	98
プロポフォール	155
ベンチュリーマスク	46
膀胱温	104
ホバリング	174

● ま行

マグネシウム	94
末梢血液像	85
麻痺	23
看取り	182
無気肺	34
免疫グロブリン	134
免疫系検査	85
免疫反応	115
モニタリング	63

● や行

薬剤	123
輸液	160
陽圧換気	38
陽性変力作用	152

● ら行

リドカイン	156
リンパ球	85

● アルファベット

AED	73
ARDS	34
BMR	81
BUN	132
C反応性タンパク	85
CCU	14
CHDF	135, 137
CI	90
COPD	34
CRP	85
CVP	67
DC	73
De-escalation	123
ER	18
FPS	168
HCO_3	91
IABP	60, 69
ICU	14, 18
K	93
LVP	67
ME機器	14, 20
Mg	94
Na	88
NRS	168
PAWP	67
PCPS	61, 71
PE	135

RASSスコア	162
RVP	67
SCU	14
SIRS	119
TLC	85
VAP	141
VAS	168
WBC	85

【著者紹介】
株式会社レアネットドライブ
ナースハッピーライフ編集グループ

2009年6月より、明日の看護ですぐ使える知識を学べるハウツーサイト「ナースハッピーライフ」（https://www.nurse-happylife.com/）を運営。サイトでは、管理人「椿」と共に、看護技術、看護用語、転職を有利にすすめるためのハウツー、悩みを抱える看護師の相談に答える「椿のお悩み相談室」などのコンテンツを日々更新。多くの看護師の「困った」を解決している。

ナースハッピーライフ更新情報

・Facebookページ：
　https://www.facebook.com/nursehappylife/
・twitterアカウント：@nurse_happylife
・LINE@：友だち追加QRコード

LINE@：https://line.me/ti/p/%40arr9202l

【編集協力】
株式会社 エディトリアルハウス

【本文イラスト】
大羽　りゑ
まえだ　たつひこ

看護の現場ですぐに役立つ
ICU看護のキホン

発行日	2016年　2月14日	第1版第1刷
	2022年　2月10日	第1版第2刷

著　者　株式会社レアネットドライブ
　　　　ナースハッピーライフ編集グループ

発行者　斉藤　和邦
発行所　株式会社　秀和システム
　　　　〒135-0016
　　　　東京都江東区東陽2-4-2　新宮ビル2F
　　　　Tel 03-6264-3105（販売）Fax 03-6264-3094
印刷所　三松堂印刷株式会社　　Printed in Japan

ISBN978-4-7980-4522-1 C3047

定価はカバーに表示してあります。
乱丁本・落丁本はお取りかえいたします。
本書に関するご質問については、ご質問の内容と住所、氏名、電話番号を明記のうえ、当社編集部宛FAXまたは書面にてお送りください。お電話によるご質問は受け付けておりませんのであらかじめご了承ください。